AF612783

APPLICATIONS MÉDICALES

DE

LA CRYOSCOPIE

PAR

Le Dr Paul MULON

Préparateur d'Histologie à la Faculté de médecine

PARIS

G. STEINHEIL, ÉDITEUR

2, RUE CASIMIR-DELAVIGNE, 2

1901

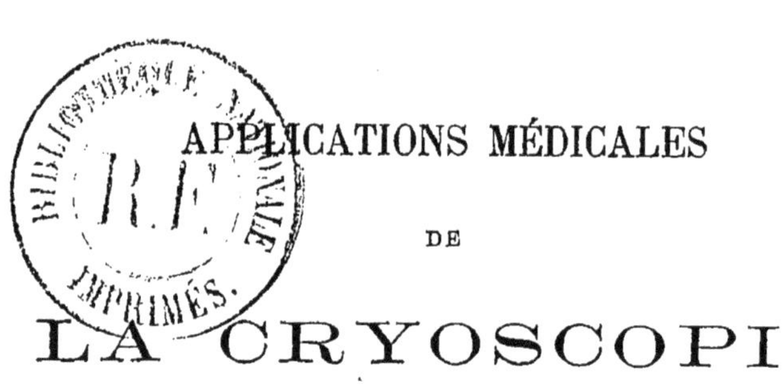

APPLICATIONS MÉDICALES

DE

LA CRYOSCOPIE

HAVRE - IMPRIMERIE A.-G. LEMALE - HAVRE

APPLICATIONS MÉDICALES

DE

LA CRYOSCOPIE

PAR

Le Dr Paul MULON

Préparateur d'Histologie à la Faculté de médecine

PARIS

G. STEINHEIL, ÉDITEUR

2, RUE CASIMIR-DELAVIGNE, 2

1901

AVANT-PROPOS

La cryoscopie, méthode physique entrée récemment dans le domaine des sciences biologiques, a, dans ces dernières années, été l'objet de nombreuses applications en *physiologie*, en *pathologie médicale*, en *pathologie chirurgicale* et en *thérapeutique*.

Il ne nous a pas paru inopportun de réunir déjà en une étude d'ensemble les résultats acquis dans cette voie.

Notre ami le Dr Léon Bernard, qui nous a inspiré l'idée de ce travail, nous a fourni également quelques documents personnels.

Nous tenons ici à lui en exprimer toute notre reconnaissance.

APPLICATIONS MÉDICALES

DE

LA CRYOSCOPIE

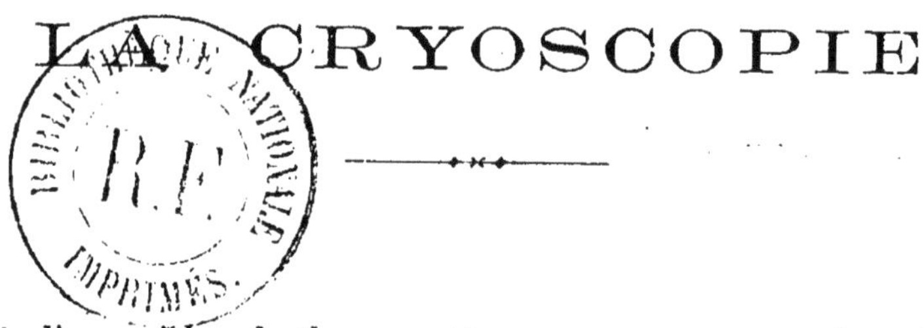

Dès l'apparition du thermomètre, on remarqua que la présence de substances en dissolution dans l'eau abaissait le point de congélation de celle-ci.

L'étude méthodique de ce phénomène, commencée par Blagden en 1788, continuée par plusieurs physiciens, Despretz, Dufour, Rüdorf, de Coppet, et amenée à un grand degré de perfection par le physicien français Raoult (1884), a été nommée par ce dernier *cryoscopie*, de χρυος, froid, glace.

Appliquée à l'examen des humeurs de l'organisme, cette méthode physique qui permet de déterminer certaines propriétés des solutions, — la pression osmotique et la concentration moléculaire entre autres, — a donné d'importants résultats tant en physiologie qu'en clinique, ainsi que nous le verrons au cours de ce travail.

CHAPITRE PREMIER

Etude théorique de l'osmose. — Pression osmotique.

§ 1. — Des solutions.

Définition. — La disparition complète d'un corps plongé dans un liquide, sans que la transparence de celui-ci soit altérée, est un phénomène qui, pour être fort anciennement connu, n'en est pas moins resté inexpliqué jusqu'à la fin du siècle dernier.

Dissolution et *fusion* furent longtemps synonymes, même dans le langage scientifique.

L'on réserve aujourd'hui le nom de *solution* à la « *répartition uniforme d'un corps dans un liquide sans qu'il y ait de réaction chimique au moins connue* » (Etard)[1].

§ 2. — Osmose. — Hémiperméabilité. — Pression osmotique.

Toutes les données scientifiques récemment acquises sur les solutions ont eu pour point de départ l'étude des phénomènes d'*osmose*.

Comme chacun sait, l'osmose est le passage réciproque de deux liquides au travers d'une membrane qui les sépare. Si ces liquides sont des solutions de substances salines ou organiques, le phénomène d'impulsion (ωσμος, impulsion) due à l'osmose produit un transport des molécules solides en solution.

Des deux courants en sens contraire qui se produisent alors, il est convenu d'appeler « endosmose » le plus fort, et « exosmose » le plus faible.

Ce double courant rend d'ailleurs le phénomène trop complexe pour que l'on ait pu en déduire de prime abord une loi quelconque.

[1] *Revue générale des sciences*, 1890, n° 7.

En 1867, Traube remarqua que le courant osmotique pouvait se produire au travers de certaines membranes *aux dépens du dissolvant seul, sans qu'il soit entraîné de matières dissoutes.*

Il remarqua ce fait en plongeant dans une solution de tanin une goutte d'une solution sirupeuse de gélatine, légèrement séchée à la surface. Sur cette goutte se formait une mince pellicule irisée, *membrane de précipitation*, qui permettait bien à l'eau de pénétrer, mais qui retenait le tanin, car, à l'intérieur de la cellule artificielle ainsi formée, la gélatine restait fluide.

En 1877, le même auteur examinait les échanges qui se passent entre une solution de sel enfermé dans une vessie ordinaire et de l'eau pure où est immergée la vessie. Il remarqua que l'eau traversait facilement la membrane au point de gonfler fortement la vessie, tandis que le sel ne sortait pas dans le liquide environnant.

Enfin, en 1887, le botaniste Pfeffer apportait à l'étude de l'osmose un perfectionnement technique capital : *la paroi hémi-perméable.*

Pour obtenir une telle paroi, on prend un vase dépoli soigneusement lavé et séché. On le remplit d'une solution à 3 p. 100 de sulfate de cuivre et on le plonge debout dans une solution au même titre de ferrocyanure de potassium. Les deux liquides pénètrent en sens inverse dans la substance poreuse et se rencontrent vers le milieu de la paroi. Ils y forment un précipité de ferrocyanure de cuivre gélatineux. Ce précipité, analogue à la membrane de précipitation de Traube, est ainsi protégé par un revêtement solide de faïence.

La paroi ainsi obtenue, mise entre deux solutions aqueuses, *ne permettra* entre elles qu'un échange *d'eau. Elle ne laisse plus passer la moindre quantité de matière saline;* on dit qu'elle est hémiperméable.

Prenons maintenant un vase dépoli ainsi préparé; remplissons-le exactement d'une solution saline quelconque; fermons-le hermétiquement, et, après l'avoir mis en communication avec un manomètre, plongeons-le dans de l'eau distillée.

Celle-ci va pénétrer dans le vase clos, et cela malgré la pression qui est la conséquence de sa pénétration dans un vase rigide et déjà plein, pression que le manomètre indique et mesure :

C'est la pression osmotique. Elle peut atteindre plusieurs atmosphères. Elle est pour chaque sorte de sel parfaitement fixe et définie. On la désigne par le symbole π.

§ 3. — Explication de la pression osmotique. Théorie de Van t'Hoff. Assimilation des solutions étendues aux gaz.

Ce phénomène est d'apparence paradoxale. L'on peut, en effet, se demander pourquoi l'eau de la solution intérieure ne sort pas pour rétablir l'équilibre, puisque la paroi peut laisser passer l'eau dans les deux sens.

Van t'Hoff (d'Amsterdam) montra que le paradoxe n'est qu'apparent. Et ce fut précisément pour lui un nouveau fait apporté à la justification de sa théorie assimilant les solutions étendues aux gaz.

On admet, d'après les idées de Bernouilli et de Clausius, que les gaz sont constitués par de très petites particules ou molécules[1] animées d'un mouvement très rapide de translation, et en suspension dans un milieu *éther*.

Lorsque le gaz est contenu dans un récipient, ces molécules, au lieu de cheminer indéfiniment, heurtent continuellement les parois du vase. Les chocs ainsi produits déterminent une poussée continue qui est la *pression du gaz*.

[1] On appelle *molécule* d'un corps la *particule la plus petite*, indivisible *par les agents* physiques ; *les molécules peuvent exister dans les gaz à l'état libre ou isolé*. Ces molécules sont composées par un ou plusieurs *atomes*. « Ceux-ci sont *les dernières mesures des éléments*; indivisibles et indécomposables en parties plus petites par tous les agents quels qu'ils soient, *physiques* ou chimiques. » (A. Gautier, *Chimie minérale)*.

Ils mesurent de 1 milliardième à 1 cent-millionnième de millimètre.

Les molécules peuvent être mono ou polyatomiques. En ce dernier cas, elles peuvent contenir des atomes de même nature : corps simples (la molécule de S est 6 atomique) ; ou bien des atomes de corps différents : corps composés : H^2O.

Les molécules sont constamment en mouvement. L'équilibre entre ces molécules est maintenu par l'existence de forces *attractives* contrariant des forces *répulsives*.

Pour les gaz, ces dernières l'emportent, d'où l'expansibilité de ces corps.

Pour Van t'Hoff, dans une solution les molécules du sel dissous sont en mouvement constant, suspendues dans le liquide dissolvant. Et les chocs répétés qu'elles produisent sur les parois du vase où la solution est contenue sont précisément la *pression osmotique* constatée dans le vase de Pfeffer.

Partant de cette vue de l'esprit, Van t'Hoff explique ainsi la pénétration de l'eau extérieure à l'intérieur du vase de Pfeffer.

Les deux *liquides* ont été mis chacun dans leur vase respectif *à la pression atmosphérique.*

Pour le liquide extérieur qui est de l'eau pure, évidemment cette pression atmosphérique est totalement représentée par l'eau.

Pour le liquide intérieur qui est une solution, la même pression atmosphérique est égale à la somme de :

1° La pression des molécules dissoutes ;

2° La pression de l'eau dissolvante. Celle-ci se trouve ainsi plus petite que la pression atmosphérique.

Lorsque les deux liquides seront en présence, *l'eau seule pouvant passer* au travers de la paroi hémiperméable, c'est l'*eau extérieure* dont la *pression propre* est *la plus forte* qui passera.

Et le courant s'arrêtera quand les deux eaux, intus et extra, seront à des pressions équivalentes, c'est-à-dire à la pression atmosphérique. A ce moment la pression exercée par les molécules dissoutes qui, elle, n'a pas varié, formera cet excès de pression, *intus*, constatée par le manomètre et appelée *pression osmotique*, π.

Ceci était une vue de l'esprit. Si, dans cette expérience, les solutions étendues se comportaient de façon à faire croire à une analogie de leur constitution avec celle des gaz, les lois applicables à ceux-ci, d'autre part, devaient l'être aussi aux solutions.

Or, les expériences entreprises prouvèrent, en effet, que les lois de Mariotte, de Gay-Lussac, d'Avogadro, sont également suivies par les solutions étendues et par les gaz.

Loi de Mariotte

Gaz.

A température constante, la pression est inversement proportionnelle au volume d'un gaz.

Solutions.

A température constante, et pour une même masse de molécules dissoutes, la pression osmotique est inversement proportionnelle au volume de la solution, ou *proportionnelle* à sa *concentration.*

$$\pi\ V = \text{constante.}$$

Loi de Gay-Lussac

Gaz.

Pour un même volume la pression d'un gaz croît proportionnellement au binome de dilatation $(1 + \alpha t)$ ou à la température absolue.

Si l'on maintient la pression constante, c'est le volume qui augmente de $\frac{1}{273}$ par. 1° Coefficient de dilatation du gaz $= \alpha$.

Pour une même masse de molécules dissoutes, la pression osmotique croît proportionnellement au binome de dilatation ou à la température absolue.

$$\frac{\pi V}{T} = \text{constante.}$$

Loi d'Avogadro

Dans les mêmes conditions de température et de pression, volumes égaux de gaz différents renferment même nombre de molécules.

Dans les mêmes conditions de température et de pression osmotique, volumes égaux de solutions différentes renferment même nombre de molécules.

Remarquons, en passant, que de cette loi l'on pourra déduire les poids moléculaires.

En effet, les poids des molécules de 2 solutions ayant même volume seront entre eux comme les poids de ces 2 solutions, puisqu'il y a autant de molécules dans l'une que dans l'autre, les volumes étant égaux.

Loi de van t'Hoff

A ces lois, van t'Hoff en a ajouté une quatrième ;

La pression osmotique est indépendante de la nature du dissolvant, comme elle l'est de la nature du corps dissous.

Non seulement ces lois générales sont les mêmes pour les solutions et les gaz, mais encore les applications numériques sont identiques.

Prenons, par exemple, la formule générale qui régit la physique des gaz :

$$PV = RT.$$

Elle exprime que le produit de la pression d'un gaz par son volume est égal au produit de la température absolue [1] de ce gaz par un nombre constant R qui pour les gaz = 84,700 environ.

L'on dit PV = constante.

Or, l'expérimentation pratiquée sur des solutions étendues permet non seulement de constater que

$$\pi V = R\ T = \text{constante};$$

mais encore que R est sensiblement égal à 84,700.

Connaissant donc la pression osmotique d'une solution et en s'aidant des 3 lois fondamentales que nous avons énoncées plus haut, l'on conçoit qu'on pourra calculer la concentration moléculaire, le poids, la grosseur et le nombre des molécules du ou des sels dissous.

[1] Température absolue = température comptée à partir de — 273° C, point où, d'après la loi de Gay-Lussac, l'on considère que la matière est au repos.

CHAPITRE II

Méthodes d'évaluation de la pression osmotique.

Nous allons maintenant passer en revue les différents procédés qui permettent d'apprécier la pression osmotique d'une solution.

§ 1. — Isotonie.

Méthode de de Vriès. Plasmolyse. — Lorsque l'on place deux solutions en face l'une de l'autre, séparées par une membrane, il peut se faire qu'aucun échange osmotique n'ait lieu entre elles.

C'est qu'alors la concentration moléculaire respective de chacune des solutions est telle que la pression osmotique est la même de chaque côté de la membrane.

Les deux solutions sont *isotoniques*.

L'isotonie fut définie et étudiée par de Vriès, d'Amsterdam [1], en analysant le mécanisme du « flétrissage » des plantes.

Une plante fanée, trempée dans l'eau, retrouve sa rigidité.

Or, dans la plante fanée, le microscope décèle un état particulier des cellules. Le protoplasma est revenu sur lui-même, contracté au centre de la cellule, détaché de la paroi parce qu'il a perdu son eau.

La cellule est dite plasmolysée.

Quand la plante a recouvré sa rigidité, par suite de l'immer-

[1] PRINGSHEIM. *Jahrbücher f. Wissenschaft. Botanik.*, 1884, IV, p. 127.

sion dans l'eau, le protoplasma, de nouveau gonflé, est appliqué contre la paroi cellulaire.

Ce dégonflement et ce gonflement sont dus à la propriété dont jouit le *tonoplaste*, ou couche interne de l'enveloppe protoplasmique, de laisser passer l'eau en restant un obstacle au passage des matières sucrées ou salines. Le tonoplaste est donc une membrane hémiperméable.

De Vriès a tiré parti de ce phénomène pour mesurer l'isotonie entre deux solutions. Prenons en effet deux cas extrêmes :

1° Une cellule vivante, à l'*état normal* est mise en présence d'une solution concentrée : l'eau du protoplasma passe à l'extérieur, *vers la solution la plus riche en molécules dissoutes* (Cf. in vase de Pfeffer) et la cellule se *plasmolyse ;*

2° Une cellule *plasmolysée* est mise en présence d'une solution très diluée : le phénomène contraire se produit ; l'eau extérieure pénètre dans la cellule, ce protoplasma se gonfle et s'applique à la paroi cellulaire.

Or, entre ces deux cas extrêmes, il en est un que l'on peut arriver à réaliser par tâtonnements et dans lequel aucun phénomène ne se passera : il y aura *isotonie* entre la solution examinée et le protoplasma de la cellule mise en présence.

Si, avec une même cellule, on expérimente sur plusieurs solutions de sels différents, on peut donner, pour chacune d'elles, la concentration correspondant à l'isotonie.

On constate que ces concentrations ne sont pas les mêmes. Elles varient, en général, à peu près proportionnellement aux poids moléculaires du corps dissous.

De Vriès avait choisi une solution type de nitrate de potassium, à laquelle il comparait les solutions des autres sels. Il a pu ainsi confirmer les résultats d'autres auteurs, et montrer à nouveau l'exactitude des lois de l'osmose exposées plus haut.

Cette méthode manque de précision, car elle ne permet d'apprécier la concentration d'une solution qu'à 0,05 p. 100 près ; ensuite, il peut être difficile de se procurer des feuilles de végétaux contenant des cellules propres à la plasmolyse ; le phénomène, en outre, demande à être observé et suivi de près, pendant toute la durée de l'expérience.

Mais surtout, la méthode de de Vriès ne permet d'apprécier facilement que l'isotonie ou l'anisotonie d'une solution avec une autre ; par son aide, on ne pourrait mesurer précisément une pression osmotique, et, partant, une concentration moléculaire *quelconque*, que d'une manière très détournée, au moyen de dilutions successives par exemple.

Si donc la méthode de de Vriès a pu donner des renseignements intéressants au point de vue purement physique du contrôle des lois de l'osmose et au point de vue biologique général, son importance est minime quant à l'emploi qu'on en peut faire en physiologie et surtout en clinique.

Méthode de Hambürger. Hématolyse. — Les cellules végétales avaient servi de réactif à de Vriès ; Hambürger a choisi les hématies [1].

Sa méthode est basée sur la diffusion de l'hémoglobine dans la solution expérimentée, phénomène auquel il a donné le nom d'hématolyse.

Au sein d'une solution très concentrée, les hématies conservent leur hémoglobine, tandis que, en face d'une solution trop diluée, elles se gonflent fortement et expulsent leur substance colorante.

L'on peut trouver deux solutions très voisines, l'une trop concentrée où rien ne se passe, l'autre trop diluée où se produit un début d'hématolyse.

La moyenne des deux correspond à la solution isotonique.

Les résultats donnés par Hambürger concordent presque absolument avec ceux de de Vriès. Les coefficients trouvés ne varient pas pour les hématies de l'homme, du chat, du cheval, du bœuf, de l'oiseau, de la grenouille, des poissons.

Mais cette méthode n'est pas toujours applicable.

[1] HAMBURGER. *Rev. gén. Sciences,* 30 janv. 1893.

Certains liquides contiennent en effet une substance destructive des hématies : urée, glycérine, alcali, acide. Fréquemment, en pathologie, les sérosités à examiner présentent déjà une teinte rouge plus ou moins marquée, ce qui gêne pour l'observation.

En outre les albuminoïdes dus aux altérations putrides faussent les résultats en produisant une destruction rapide des hématies.

Enfin, comme pour la méthode de de Vriès, le calcul d'une concentration moléculaire quelconque est ici très compliqué.

§ 2. — Osmométrie.

Il nous faut donc choisir des méthodes qui évaluent directement le nombre des molécules en solution.

La première de ces méthodes est précisément celle qui a permis de découvrir l'existence de la pression osmotique.

C'est l'emploi du vase hémi-perméable muni du manomètre, dit *osmomètre de Pfeffer*.

Mais l'*osmométrie* est une méthode extrêmement délicate à employer.

De plus, il faut, pour opérer, de grandes quantités de solution, ce qui souvent rendrait impossible la détermination de la pression osmotique des humeurs de l'organisme.

§ 3. — Cryoscopie.

A. — Lois générales

La cryoscopie, définie par Raoult, *l'étude du point de congélation des solutions*, restera la méthode de choix pour le physiologiste, grâce à sa simplicité et à sa précision très suffisante.

Principe général :

Tout corps, en se dissolvant dans un liquide défini, capable de se solidifier, en abaisse le point de congélation [1].

Depuis Rüdorf [2], l'on sait que, sauf dans le cas d'une solution saturée, c'est le *dissolvant pur* qui se congèle lorsque la solution commence à se solidifier.

Avant donc qu'il n'y ait début de congélation, il faut, au sein de la solution, un travail préalable : séparation partielle du corps dissous d'avec le corps dissolvant. Il y a là un phénomène de dissociation moléculaire variable avec les molécules en présence, phénomène qui se traduit par une absorption de chaleur et précisément par l'abaissement du point de congélation [3].

Ce principe général reposant en somme sur les lois fondamentales de la thermo-dynamique, ne souffre pas d'exception.

La différence entre la température de congélation du dissolvant pur et celle de la solution est désignée, surtout dans les études biologiques, par le symbole Δ.

Voici maintenant quelles sont les lois dont l'application nous sera utile en biologie.

Première loi (de Blagden). — L'abaissement du point de congélation d'une solution est proportionnel au poids de la substance dissoute, le volume de la solution restant le même.

Ce fait, posé par Blagden, indique la proportionnalité de Δ avec la concentration.

[1] Raoult. *Annales de Phys. et Chimie*, 6e série, II, 1884. Lois générales de congélation des dissolvants, p. 66.

[2] *Poggendorff's Annalen*, t. CXIV et CXVI.

[3] De même on sait que le dissolvant seul se vaporise dans une solution quand on la chauffe. Pour produire le même travail de dissociation, il faut une plus forte quantité de chaleur : d'où élévation du point d'ébullition et de la tension de la vapeur. La mesure de cette élévation, appelée *tonométrie* par Raoult, et étudiée par lui, permettrait aussi de trouver la concentration moléculaire de la solution.

Mais il est beaucoup plus difficile d'apprécier exactement les hautes températures que les températures de congélation.

Il peut se noter ainsi :

$$\frac{\Delta}{P} = \text{constante},$$

P étant le poids de substance dissoute dans un poids donné de dissolvant, 100 gr. par exemple.

Raoult a poussé plus loin l'étude de cette loi.

Il a recherché expérimentalement l'abaissement du point de congélation produit par 1 *gramme* d'une substance quelconque dans 100 grammes de dissolvant. Il a donné le nom de *coefficient d'abaissement* à cette quantité, soit A.

En multipliant cette valeur A, par le poids moléculaire du corps dissous, l'on obtient une valeur T, que Raoult appelle *abaissement moléculaire de congélation* et qui exprime l'abaissement du point de congélation correspondant au cas où 1 *molécule* de la substance considérée serait dissoute dans 100 grammes de dissolvant.

Ceci peut s'exprimer par la formule suivante :

$$M\,A = T \text{ (1)}.$$

Or, dans un même dissolvant, il se trouve que tous les corps dissous produisent le même abaissement moléculaire de congélation (loi de Raoult).

En un mot, pour un même dissolvant, T a toujours la même valeur : c'est une constante.

Raoult a trouvé expérimentalement ces valeurs [1]. Ce sont, par exemple :

39 pour l'acide acétique,
29 pour l'acide formique, etc.

M est connu, d'après la formule des corps dissous, en remplaçant C, O, H, etc., par leur poids moléculaire respectif.

Quant à A, c'est l'abaissement du point de congélation produit par 1 gramme du corps dissous dans 100 grammes de dissolvant.

[1] *Ann. phys. et chimie*, série 6, vol. II, 1884.

L'on peut exprimer sa valeur en fonction de Δ et du poids total de substance dissoute contenue dans la solution P.

En effet, si P grammes d'un corps ont donné un abaissement égal à Δ, 1 gramme du même corps donnera $\frac{\Delta}{P}$;

$$A \text{ égale donc } \frac{\Delta}{P}$$

Reportons maintenant cette valeur de A, ainsi exprimée, dans la formule (1), nous aurons,

$$M \frac{\Delta}{P} = T \ (2).$$

ce qui peut s'écrire :

$$\frac{\Delta}{P} = \frac{T}{M}$$

Or, pour une solution donnée, M restant le même, T étant constant, cette formule indique bien que Δ est proportionnel à P, c'est-à-dire à la concentration de la solution.

Ceci ne fait que confirmer la loi de Blagden. Mais cette formule a une autre utilité, car T étant connu par l'expérimentation, une fois pour toutes; M étant connu par la formule chimique du corps dissous; Δ étant fourni par la *cryoscopie*, l'on peut calculer P, c'est-à-dire la concentration de la solution expérimentée,

$$P = \frac{\Delta M}{T}.$$

Prenons un exemple; soit une solution de camphre dans l'acide acétique : quel est le titre de cette solution ?

Nous posons : $P = \frac{\Delta M}{T}$.

Or, le poids moléculaire du camphre, $C^{10} H^{16}O$, est égal à 152.

T, abaissement moléculaire pour l'acide acétique, est de 39.

La cryoscopie nous donne $\Delta = -1,22$.

Nous aurons $P = \frac{1,22 \times 152}{39} = 4,9$.

La solution est à 4,9 p. 100.

Deuxième loi. — Pour un même dissolvant, l'abaissement du point de congélation de deux solutions de volumes égaux est le même si les poids des substances dissoutes, quelles qu'elles soient, sont entre eux comme les poids moléculaires de ces substances.

Cela peut se démontrer mathématiquement :

Soit Δ, le point de congélation d'une solution contenant P grammes d'un corps dont le poids moléculaire est M.

Soit d'autre part Δ' le point de congélation d'une solution du même dissolvant contenant P' grammes d'un corps dont le poids moléculaire est M'.

L'on peut poser, d'après la formule (2) :

$$M \frac{\Delta}{P} = T$$

Dans le premier cas

$$\Delta = \frac{P}{M} T \qquad (\alpha)$$

Dans le second cas

$$\Delta' = \frac{P'}{M'} T \qquad (\beta)$$

Or, si nous supposons que les poids des substances dissoutes sont entre eux comme les poids moléculaires desdites substances, l'on peut poser :

$$\frac{P}{P'} = \frac{M}{M'}$$

$$PM' = P'M$$

et

$$\frac{P}{M} = \frac{P'}{M'}$$

Dans les deux formules α et β.

T étant une constante, et $\frac{P}{M} = \frac{P'}{M'}$ les valeurs de Δ et de Δ' sont identiques.

Ce calcul mathématique très simple, effectué sur des symboles, permet de se rendre compte que :

Δ *dépend non de la nature, mais du nombre des molécules dissoutes.*

De plus $\frac{P}{M}$, c'est-à-dire le poids du corps en solution divisé par le poids de sa molécule, indique le nombre de molécules en solution.

Nous venons de voir que $\Delta = \Delta'$ quand

$$\frac{P}{M} = \frac{P'}{M'}$$

C'est-à-dire quand dans les deux solutions les nombres de molécules dissoutes de chaque corps sont équivalents :

L'abaissement du point de congélation de deux solutions est le même si ces deux solutions sont équimoléculaires.

Troisième loi. — Quand plusieurs substances se trouvent dans une dissolution, l'abaissement du point de congélation est le total des abaissements propres à chaque substance. (Raoult.)

B. — Critique des lois. — Exceptions dans le cas ou le dissolvant est H^2O.

Telles sont les lois générales de la cryoscopie.

Vraies avec tous les dissolvants, elles souffrent de nombreuses exceptions lorsqu'il s'agit de l'eau.

Or, c'est précisément ce liquide qui est la base de toutes les humeurs organiques.

Première loi. — Tout d'abord « *observés avec l'eau comme dissolvant, les abaissements moléculaires de congélation se répartissent en plusieurs groupes* » (Raoult).

La formule que nous avons établie :

$$M\ A = T = \text{constante}$$

n'est vraie qu'à la condition de donner à T des *valeurs différentes* suivant les corps *dissous*.

Pour toutes les matières organiques, sauf pour les ammoniums et l'acide oxalique, T = 18,5.

Pour les sels minéraux T présente également plusieurs valeurs classées par Raoult en 4 catégories, NaCl, KBr, KI, qui rentrent dans la catégorie des sels de métaux mono-atomiques à acide monobasique, donnant à T une valeur = 35,1.

DEUXIÈME LOI. — La deuxième loi nous a appris que le Δ pouvait nous renseigner sur le nombre des molécules en dissolution.

Mais il en n'est pas toujours ainsi. Certains sels jouissent de cette propriété, que le Δ d'une solution étendue est plus abaissé (plus loin de 0°) que le calcul ne l'avait fait prévoir en partant du Δ d'une solution concentrée.

Il semble, en un mot, que dans la solution étendue il y ait plus de molécules que dans la solution concentrée.

Pour expliquer ce fait, Swante Arrhénius [1] émet l'hypothèse que certaines molécules se sont dissociées spontanément en leurs *ions* [2].

Au fur et à mesure que l'on étend la solution, le nombre augmente des molécules ainsi transformées, de telle sorte que dans une solution étendue à l'infini toutes les molécules se trouveraient dissociées en *ions libres* jouissant chacun de l'activité chimique.

Il convient donc maintenant de rectifier le sens du mot « molécule », tel que nous l'emploierons dans tout le cours de ce travail.

La molécule cryoscopique comprend tous les éléments solides, libres dans

[1] *Zeit. für physik. Chemie*, t. II, 1888, p. 501.

[2] « Quand un courant électrique passe dans une solution conductrice de KCl par exemple, une sorte de permutation par glissement se fait, qui conduit à chaque pôle ces fractions particulières de molécules salines que l'électricité sépare et que FARADAY a nommées des *ions*.

Le métal K va au pôle négatif : ion positif, ou *cathion* ; le reste de la formule stable ou non, Cl, va au pôle positif : ion négatif, ou *anion*. » ETARD. (*Rev. méd.*, 15 avril 1890.)

Dans cette dernière manière de voir, il faut un certain effort, ou *force électromotrice*, pour accomplir la séparation. Pourtant on sait que, déduction faite de la résistance d'un liquide, entre électrodes de même métal que le sel dissout, la moindre force suffit pour transporter un corps simple. SWANTE ARRHÉNIUS, lui, suppose une dissociation naturelle.

la dissolution : les molécules proprement dites, les ions ; les molécules condensées parfois ou combinées avec celles du dissolvant. C'est ce que **Raoult** a appelé *monade*, et les physiologistes allemands *molen*. Très combattue, cette théorie de l'ionisation des sels en solutions étendues est la meilleure explication des faits observés.

Quoi qu'il en soit, cette exception n'a pas une importance considérable dans les études biologiques. Les erreurs de ce chef ne dépassent pas $\frac{1}{30}$ pour un abaissement de 1° dans les solutions salines, et $\frac{1}{60}$ quand il s'agit de matières organiques (Claude et Balthazard[1].

Troisième loi. — Enfin, lorsque dans une solution se trouvent plusieurs sels susceptibles de se combiner, la troisième loi n'est plus rigoureusement exacte.

Ici encore nous pouvons faire remarquer que les approximations à 0°,02 près, telles qu'on les obtient, suffisent amplement à l'examen des humeurs et à l'édification des théories physiologiques.

C. — Applications de ces lois a la pratique médicale

Dans la pratique médicale, on se trouve en présence d'humeurs dont le dissolvant est l'eau. Néanmoins, sauf dans les cas très particuliers d'expériences physiologiques très précises, *on ne tient pas compte des exceptions que nous venons de signaler.*

On ne fait généralement pas le calcul, un peu complexe, du nombre réel des molécules en dissolution dans une humeur. Admettant que le Δ est proportionnel au nombre des molécules en solution[1] et qu'il ne dépend pas de la nature de ces molécules[3], on considère ce Δ comme exprimant directement le nombre des molécules en dissolution dans un volume donné.

[1] *Cryoscopie des urines*, 1900.

[2] On élimine l'erreur due aux ions.

[3] On suppose l'abaissement moléculaire constant avec l'eau.

De telle sorte que :

1° La cryoscopie renseigne directement sur la *concentration moléculaire* des humeurs qu'elle permet d'évaluer rapidement ;

2° Les lois régissant la pression osmotique et celles de la cryoscopie peuvent se condenser en deux propositions générales :

α. Deux solutions équimoléculaires ont même Δ ; deux solutions équimoléculaires sont isotoniques.

Donc : deux solutions ayant même Δ sont isotoniques.

β. Deux solutions non équimoléculaires n'ont pas le même Δ et ne sont pas isotoniques ; celle qui contient le plus de molécules a un Δ plus élevé, possède une pression osmotique plus forte, est hypertonique, et vice versa.

La cryoscopie peut donc servir à reconnaître les modalités de la pression osmotique : *isotonie*, *hypertonie*, *hypotonie*.

Cette dernière notion a permis aux physiologistes d'édifier de nouvelles théories, en tenant compte du rôle joué par l'osmose dans les phénomènes biologiques.

Quant à la *concentration moléculaire*, son étude a fait connaître la constitution intime des humeurs, fait qui jette un jour nouveau sur la pathogénie et le diagnostic de certaines affections.

CHAPITRE III

Manuel opératoire.

Nous venons de voir que les lois cryoscopiques doivent être appliquées sans trop de rigueur aux phénomènes biologiques. La même considération nous guidera dans le choix du manuel opératoire et des appareils à cryoscopie.

Point n'est besoin des dispositifs très complexes imaginés par Ponsot ou Raoult pour arriver à des approximations au millième de degré près. Cette précision, nécessaire quand il s'agit d'établir une loi physique ou de vérifier des hypothèses aussi délicates que celles de Swante Arrhénius, est superflue en clinique.

Nous nous sommes servi de l'appareil décrit par Bousquet [1] et qui est une modification de l'appareil de Beckmann.

Il se compose essentiellement d'un vase de verre où se place un mélange réfrigérant, *source du froid*. Il est muni à sa partie inférieure d'une tubulure par où l'on pourra faire écouler, si le besoin s'en fait sentir, l'eau de fusion de la glace. Celle-ci, en effet, si elle restait dans le vase, élèverait la température du mélange réfrigérant et gênerait la marche de l'opération.

Dans le mélange réfrigérant plonge verticalement une éprouvette au tiers remplie d'un mélange à parties égales d'eau et de glycérine à 40°.

C'est dans ce milieu glycériné refroidi préalablement que l'on va faire plonger l'éprouvette laboratoire constituée par un large tube à essai.

[1] *Bull. Soc. pharmacol.*, août 1900.

Dans ce tube à essai est placé le liquide à examiner.

On immerge dans celui-ci le thermomètre cryoscopique. Celui-ci doit être gradué au moins au 50me de degré et son échelle doit s'étendre entre — 3° et + 3°.

Enfin un agitateur composé d'un fil de platine enroulé en spirale pourra se mouvoir tout autour de la cuvette thermomé-

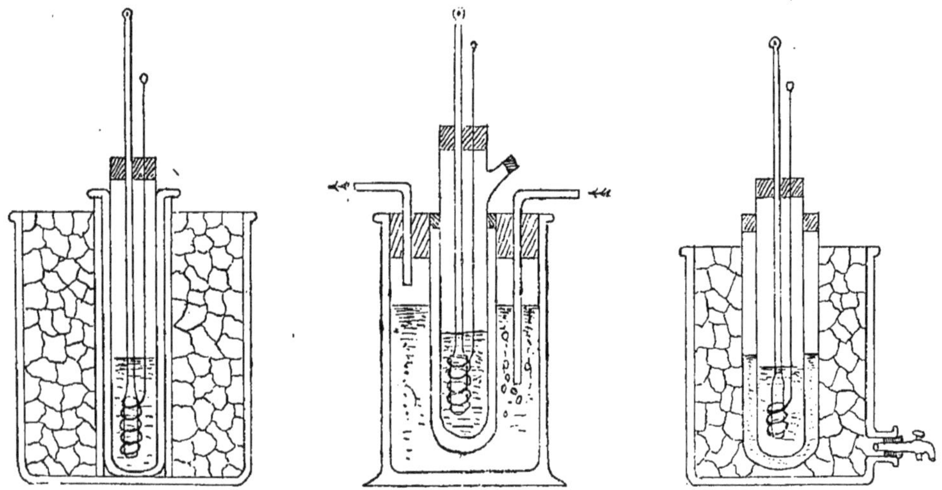

Appareil de Beckmann, modifié par Bousquet.

trique de manière à brasser continuellement le liquide et à maintenir dans toute sa masse la même température.

Au lieu d'un mélange réfrigérant, qui est opaque, l'on peut avoir avantage à employer comme source de froid l'évaporation d'un liquide volatil, *éther* ou *sulfure de carbone*. Dans ce cas, le vase extérieur sera fermé par un bouchon hermétique. Un tube communiquant avec l'air extérieur plonge dans le liquide à évaporer ; un second tube débouchant dans la partie supérieure du vase, communique avec une trompe à eau.

L'aspiration par ce second tube, facilement réglable, détermine une entrée de l'air et une évaporation du liquide produisant un froid dont la plus ou moins grande lenteur peut être utile dans les déterminations très précises.

Voyons maintenant la marche de l'opération.

On place dans le tube laboratoire, soigneusement rincé à l'eau distillée et *séché*, une quantité de liquide à examiner *au moins égale* au poids du mercure contenu dans la cuvette du thermomètre. En un mot, celle-ci doit être complètement immergée.

Vérification soigneuse est faite de la continuité de la colonne mercurielle.

On immerge alors le thermomètre, en le passant au milieu des tours de spire de l'agitateur, qui doit se mouvoir avec facilité autour de la cuvette thermométrique.

Dès ce moment l'on doit continuellement brasser le liquide.

Au bout de quelques minutes, si l'on a pris soin de faire remonter le mercure avant l'opération, jusque dans la petite ampoule qui termine en haut le tube thermométrique, on voit descendre assez rapidement la colonne mercurielle.

On connaît en général à peu près le point de congélation du liquide à examiner.

Lorsque l'on arrive aux environs de cette température prévue de congélation, l'on observe avec attention, à cause du phénomène suivant :

La colonne mercurielle atteint un point minimum, puis elle se relève quelque peu et s'arrête enfin.

Ce point fixe correspond au moment où se forment les premières aiguilles de glace : c'est lui qu'il convient de noter comme Δ.

Car, d'après Raoult, « la température de congélation d'une solution est celle où commence la solidification ».

Surfusion. — L'abaissement que nous venons de constater avant que la colonne mercurielle ne remontât au point de congélation correspond à un phénomène de surfusion qui se produit au sein du liquide au moment de la séparation des molécules du corps dissous d'avec celles du dissolvant.

Généralement ce phénomène n'est ni bien marqué ni très persistant. Quelquefois pourtant, pour éviter toute erreur, surtout si l'on ne connaît pas approximativement le Δ cherché, il convient de le faire cesser très vite. Pour cela, au moment où la colonne mercurielle reste pour la première fois fixe, l'on projette à l'intérieur du tube laboratoire un petit fragment de givre formé à l'extérieur du vase. La température remonte alors et la congélation se fait.

Vérification du 0. — De temps à autre, et non chaque fois comme le recommande Bousquet, il convient de vérifier le 0 du thermomètre. Pour cela on fait une détermination cryoscopique avec de l'eau distillée.

Le **Δ** trouvé doit être *nul*, c'est-à-dire que l'eau distillée doit congeler à 0° exactement.

En réalité et sans qu'il y ait de la faute du thermomètre, pour des considérations de *pression atmosphérique* par exemple, la congélation de l'eau distillée peut se faire soit au-dessus, soit au-dessous du 0 marqué au thermomètre. Dans le 1er cas, on ajoutera le chiffre trouvé à celui du **Δ** de la solution examinée ; dans le second cas, on retranchera.

CHAPITRE IV

Cryoscopie des humeurs normales.

§ 1. — Sang.

Dreser le premier, en 1891, appliqua la cryoscopie à l'étude des humeurs de l'organisme.

Étudiant le rôle de la pression osmotique dans la diurèse, il rechercha le point de congélation du *sérum* et de l'urine.

Dans le sérum *humain* centrifugé, il trouva

$$\Delta = -0{,}56.$$

Pour des bœufs tués à l'abattoir,

$$\Delta = -0{,}60 \text{ à } -0{,}61.$$

Chez le bœuf vivant,

$$\Delta = -0{,}58 \text{ à } -0{,}59.$$

Hambürger (1893-1894) reprit ces expériences pour vérifier en quelque sorte l'exactitude de sa méthode hématolytique.

Il donne, pour le cheval, pour le bœuf et pour le chien :

Cheval $= -0{,}595$
Chien $= -0{,}612$
Bœuf $= -0{,}647$

Examinant ensuite les modifications de la concentration du sérum qui peuvent se produire pendant l'hémorrhagie, il constate qu'il n'y en a aucune et fixe définitivement la moyenne suivante pour le cheval :

$$\Delta = -0{,}578.$$

Von Koranyi[1], vers la même époque (1894), fixe pour le sérum de l'homme et du lapin la valeur de

$$\Delta = -0{,}56.$$

Il constate en outre que le Δ est plus prononcé dans l'artère rénale que dans la veine rénale, et qu'enfin l'extirpation des reins chez le lapin produit une augmentation de la tension osmotique du sérum sanguin.

De plus, von Koranyi le premier se préoccupe de l'importance du rôle joué par NaCl dans l'abaissement du point de congélation du sérum et trouve que les molécules de ce sel entrent pour les 2/3 dans la valeur du Δ_ς.

G. Hédin (1895) donne chez le cheval et le mouton une valeur de

$$\Delta = -0{,}56.$$

Winter (1895), après de nombreuses déterminations, donne les résultats suivants :

Sérum de	cheval	— 0,565
—	—	— 0,55
—	bœuf	— 0,55
—	—	— 0,55
—	chien	— 0,565
—	lapin	— 0,57
—	mouton	— 0,55
—	porc	— 0,55

Ce qui lui fait énoncer la règle suivante : le sérum des différentes espèces animales et celui d'un même individu ont un point de congélation uniforme :

$$\Delta = -0{,}55,$$

le lapin ayant, par exception, un Δ plus fort par suite de l'extravasation d'une légère quantité d'hémoglobine.

[1] Th. Bousquet.

Nous verrons que ce chiffre fixé ne doit pas être accepté, ni quant à sa *constance*, ni quant à sa *valeur* qui, suivant la majorité des auteurs, est trop basse. Winter insiste également sur le rôle important du chlorure de sodium dans la concentration moléculaire du sérum.

Fano et Bottazzi (1896) examinent chez le chien la tension osmotique dans des conditions expérimentales différentes.

a) *Splénectomie :* Les modifications sont nulles ou légères;

$\Delta = -\ 0{,}643$ avant,
$\Delta = -\ 0{,}60$ après.

b) *Asphyxie :* La pression est plus forte après qu'avant l'expérience.

Avant $\Delta = -\ 0{,}611 \qquad -\ 0{,}624$,
Après $\Delta = -\ 0{,}630 \qquad -\ 0{,}645$.

En 1892-93, Hambürger avait d'ailleurs établi que chez le cheval la pression osmotique du sang était plus forte dans la jugulaire que dans la carotide.

En même temps il constatait que la richesse en CO^2 des hématies était inversement proportionnelle à la richesse en NaCl du plasma; celui-ci était donc très pauvre en sel marin dans les cas de cyanose.

Il en conclut qu'il y avait échange constant de substances entre les hématies et le plasma sanguin, suivant les conditions physiologiques où se trouvaient le sang.

Plus récemment, v. Koranyi[1], répondant à des objections de Lindemann, constate que le sang provenant des ventouses scarifiées a un point de congélation de — 0,02 à — 0,03, et même dans un cas de — 0,13 plus bas que le sang puisé dans les vaisseaux. Il ne croit pas que cet abaissement anormal de la valeur de Δ_ς soit dû à un mélange du sang avec de la lymphe plus concentrée.

[1] *Arch. f. klin. Med.*, 1900, p. 424.

Se basant sur les travaux de son assistant, Kovacz [1], il attribue l'augmentation de pression osmotique à la présence dans le sang de CO^2 dissout dans le sérum.

Kovacz démontre en effet que par des inhalations d'O pratiquées chez des cyanosés, l'on peut ramener à la normale le Δ du sang primitivement trop élevé, tandis que le *sérum* devient plus riche en NaCl.

Ceci confirme complètement l'opinion de Hambürger citée plus haut.

Nous retiendrons donc que la présence dans le sang de CO^2, *élève la pression osmotique de celui-ci et celle du sérum.*

c) D'après Fano et Bottazzi, encore le sang des veines *sus-hépatiques* possède une pression osmotique plus forte que celle du sang de la veine porte. La différence, très appréciable, égale — 0,05 de degré.

d) Dans le *jeûne*, il y a en général excès de concentration moléculaire.

e) L'*anémie* abaisse d'abord la tension pour la faire remonter ensuite.

f) Les *injections de phosphore*, corps altérant, détruisant la paroi cellulaire endothéliale, ne produisent aucun effet sur la concentration sanguine [2]. C'est là un fait qui va tout à fait à l'encontre des théories d'Haidenhain et d'Hambürger que nous verrons plus loin.

g) La *ligature du canal thoracique* produit une diminution de la concentration :

$$\Delta = -0{,}633 \text{ avant,}$$
$$\Delta = -0{,}582 \text{ après,}$$

chez le chien.

Fano et Bottazzi font remarquer que les différences sont minimes et souvent même n'existent pas, ou existent en sens

[1] Cit. in. Koranyi.

[2] *Arch. it. biol.*, XXVI, 1896, p. 45.

contraire. Néanmoins ils concluent à l'existence dans l'organisme d'un pouvoir régulateur.

Burgarzky et Tangl (1897), dans des études très complètes, donnent les chiffres moyens suivants, contrôlés par la recherche de la conductibilité électrique des humeurs examinées :

Cheval	—	0,558
Chien	—	0,597
Bœuf	—	0,611
Cochon	—	0,613
Mouton	—	0,618
Chat	—	0,633

Ils concluent de là que la concentration du *sérum* est *loin d'être la même chez toutes les espèces animales,* et que, même *d'un individu à l'autre, elle peut varier.*

Poussant ensuite leurs analyses plus loin, ils déterminent les quantités de matières organiques et anorganigues contenues dans le sérum et calculent ce qui, dans l'abaissement du point de congélation, est imputable à chacune de ces quantités.

Ils concluent que les trois quarts environ des *molécules dissoutes* dans le sérum sont des *électrolytes* (presque uniquement des chlorures) et que, par suite, la pression osmotique du sérum n'est due aux substances organiques que pour une très petite part.

Nous verrons quelles conséquences on peut tirer de ces données jointes à celles de Winter.

Haidenhain, chez le chien, fixe les chiffres suivants :

— 0,583 à — 0,642.

Grijins donne pour le cheval :

— 0,52 à — 0,56.

Et pour la poule :

— 0,60 à — 0,62.

Bousquet donne dans deux cas normaux chez l'homme :

— 0,56 et — 0,57.

Chez le cobaye le sérum sanguin normal a, comme Δ : — 0,60 (Léon Bernard, communication orale).

Ajoutons enfin, d'après Bottazzi [1], que l'hémolymphe des invertébrés marins possède une tension osmotique constante égale à — 2,29, et qui correspond à une solution de NaCl de 3,783 p. 100, solution équimoléculaire à l'eau de mer.

Quinton [2] fait la même constatation. Il en tire ces conclusions :

L'équimolécularité saline du milieu intérieur de l'animal et du milieu extérieur est due à un phénomène d'osmose.

La paroi de l'animal n'est pas hémiperméable, puisqu'elle laisse passer les sels.

Kœppe enfin, mais par des recherches non cryoscopiques, faites au moyen de *l'hématocrite* [3] établit que la concentration du sang de l'homme est plus prononcée après les repas.

Chez la femme enceinte à terme, et chez le fœtus Keim a trouvé comme moyenne de Δ ς.

Mère..... — 0,507;
Fœtus.... — 0,52.

Ce résultat confirme les recherches chimiques qui ont démontré la dilution du sang maternel à la fin de la grossesse.

De toutes ces données, nous pouvons conclure :

[1] *Arch. ital. biol.*, XXVIII, I, p. 61.

[2] *C. R.*, 26 nov.-3 déc. 1900.

[3] *L'hématocrite*, instrument dû à Hamburger, est composé de pipettes graduées que l'on dispose dans un centrifugeur. On place dans les pipettes des quantités déterminées de sang défibriné et de l'humeur à examiner. Au moyen du centrifugeur, on sépare le plasma des globules. Ceux-ci occupent dans les pipettes une hauteur plus ou moins considérable, et en rapport avec la concentration de l'humeur examinée. Avec une solution hypotonique, les globules ayant gonflé, le volume est plus grand qu'avec une solution hypertonique.

1° Le Δ du sérum, *très voisin de celui du sang*[1], *varie avec les espèces animales*.

2° Le Δ du sérum *varie avec les individus* dans une même espèce.

3° Le Δ du sérum *varie chez le même individu :*

a) Suivant l'éloignement des repas (Kœppe) ;

b) Suivant des conditions physiologiques ;

Δ du sang veineux > Δ du sang artériel ;

Δ du sang veine sus-hépatique > Δ du sang veine porte ;

Δ du sang artère rénale > Δ du sang veine rénale ;

c) Enfin, en cas d'inanition (augmentation) ou d'anémie (diminution), notions qui auront leur importance en pathologie.

Mais, en dehors de ces conditions, et malgré ces légères variations, le sang tend à conserver une concentration moléculaire constante, telle que son point de congélation :

$$\Delta = -0,56$$

chez l'homme. Et cette valeur possède une fixité relative suffisante pour servir de base à l'étude des phénomènes biologiques.

Nous verrons quels sont les facteurs qui maintiennent cet équilibre à peu près constant.

§ 2. — Suc gastrique.

Dès 1893, ses études sur la digestion portent Winter à rechercher la concentration moléculaire du contenu gastrique et, comme point de comparaison, celle du sérum sanguin.

[1] Dans la pratique, il vaudra donc toujours mieux expérimenter sur le sérum. Car pour rechercher le Δ du sang lui-même, il faut empêcher sa coagulation, c'est-à-dire opérer très rapidement et en employant des précautions minutieuses, le refroidissement préalable du tube contenant le sang par exemple.

Des observations successives lui montrent d'abord que le Δ du liquide contenu à jeun dans l'estomac varie entre :
— 0,36 point de congélation d'une solution de NaCl à 0,61 p. 100 et — 0,55 = Δ du sang.

(Sauf dans un cas où il s'agissait d'un cancer, et où le point de congélation atteignit — 0,60.)

Donc, d'une part, la concentration moléculaire du suc gastrique ne dépasse pas celle du sérum ; d'autre part, elle ne tombe pas à une valeur moindre que celle d'une solution à 0,61 p. 100 de NaCl. Cette solution étant la solution limitée de résistance des hématies (Hambürger), il en résulte que le suc gastrique à jeun reste dans les limites de l'isotonie par rapport aux hématies.

En second lieu, pendant la digestion, la concentration moléculaire très forte au début du repas

$$\Delta = 0{,}80$$

ne cesse de diminuer jusqu'à ce qu'elle ait atteint — 0,36. A ce moment, alors, les actes digestifs sont terminés.

§ 3. — Lait.

Beckman, en 1894, signale le fait suivant :

La contenance en graisse du lait, ne joue aucun rôle dans l'abaissement du point de congélation [1]. Celui-ci varie seulement proportionnellement à la quantité d'eau.

Dreser (1892), à la fin de son travail sur la diurèse (p. 319) donne pour le lait de vache deux déterminations

— 0,57
— 0,55

valeurs très voisines du Δ_ς.

[1] Cela s'explique puisque la graisse n'est pas en solution, mais en suspension dans le lait.

Winter[1] à son tour, en 1895, et sans connaître le travail de Beckman, identifie le Δ du lait au Δ du sérum. Il fixe la valeur de cet abaissement de congélation à

— 0,55, — 0,56.

En se basant sur cette constance et sur le fait établi par Beckman, Winter pense donc que l'on peut apprécier le degré de mouillage d'un lait. Mais si la proposition de Beckman est vraie, celle de Winter ne semble pas confirmée par les travaux des autres auteurs.

Hambürger, tout en constatant l'inconstance du Δ (à deux ou trois centièmes de degré près) admet néanmoins que les oscillations ne sont pas assez importantes pour empêcher la recherche du mouillage au moyen de la cryoscopie.

Bordas[2] et Génin[3], dans une première série de déterminations trouvent d'abord de grands écarts. Reprenant leurs expériences au moyen de procédés absolument rigoureux, ils arrivent à des résultats variant encore de

— 0,512 à — 0,529.

Outre que ces valeurs sont infiniment moins fortes que celles de Winter, l'écart est considérable.

Winter[4], dans de nouvelles déterminations, trouve également de fortes différences suivant le moment de la traite où l'on a prélevé l'échantillon de lait.

Sur 27 laits il trouve des différences variant entre

— 0,67 et — 0,54

Tous ces chiffes contradictoires s'expliquent par ce fait que les différents auteurs n'ont pas expérimenté dans les mêmes conditions, et n'ont pas suffisamment indiqué les circonstances dans lesquelles ils opéraient.

1 *C. R. et Bull. Soc. Chim.*, 1895.
2 *C R.* 1896, II, 425.
3 *C R.* 1897, I, 508.
4 *C. R.* 1896, 2, p. 1298.

L'époque de l'année, la nourriture des animaux, le moment de la traite sont autant de facteurs importants.

Enfin, la comparaison du *lait* avec le *sérum* de l'animal lui-même, manque.

Pour toutes ces raisons, le procédé de recherche du mouillage du lait est sujet à caution.

§ 4. — Lymphe.

Les premiers renseignements sur la pression osmotique de la lymphe se trouvent dans Hambürger [1]; mais il ne donne pas la valeur du Δ puisqu'il se sert de sa méthode hématolytique.

Il établit d'abord que la lymphe recueillie dans la veine lymphatique cervicale du cheval possède une pression osmotique plus grande que celle du sérum de la jugulaire.

Ensuite, de nombreuses expériences où il recueille la lymphe soit au repos, soit après la marche, la mastication, ou un travail de traction, il déduit que « la lymphe normale a une pression osmotique beaucoup plus élevée que le sérum du sang correspondant » [2].

Leathes [3], qui emploie la cryoscopie, trouve le même résultat que Hambürger, mais, semble-t-il, moins marqué.

La différence, existant toujours, n'est pas considérable, ainsi que ces chiffres le montrent :

	LYMPHE	SANG
I.	— 0,60	— 0,605
II.	— 0,620	— 0,610
III.	— 0,630	— 0,625

La lymphe était recueillie dans le canal thoracique.

[1] *Z.f. Biol.*, 1894.
[2] *Zeit. f. Biol.*, 1894, p. 178.
[3] *Journ. of Physiol.*, 1896, p. 1.

Il est vrai que l'on avait affaire à un sérum d'animaux à qui on avait injecté une solution hypertonique [1].

Fano et Bottazzi [2] trouvent également la lymphe hypertonique au sang.

$$\Delta\varsigma = -0{,}617. \qquad \Delta\lambda = -0{,}625.$$

Tous ces chiffres concordent.

La lymphe *possède donc une* π *plus grande* que *celle du sérum sanguin.*

Nous verrons plus loin, en étudiant le rôle des phénomènes osmotiques dans l'économie, quelles déductions l'on peut tirer de ces chiffres.

§ 5. — **Urines.**

Dreser [3], le premier, dans ses recherches sur la diurèse considère le Δ urinaire global :

« La fonction rénale consiste à fournir une sécrétion plus concentrée que le sang. »

Les valeurs qu'il donne du Δ urinaire normal varient entre — 0,90 et — 1,52 chez le chien.

Les *diurétiques*, qui agissent sur le cœur, la caféine par exemple, produisent une diminution considérable du Δ qui :

de — 0,90 tombe à — 0,38
— 1,10 » » — 0,44
— 1,12 » » — 0,37

Les injections de solutions salées dans le système circulatoire produisent une diurèse. Mais la diminution de la concentration urinaire ne s'observe que si l'animal peut boire abondamment.

Le protocole des expériences, quoique fort net dans le travail de Leathes, présente pourtant un défaut d'exposition qui permet de douter si le sang a été prélevé avant ou après l'injection.

2 *Arch. ital. biol.*, 1896, XXVI.

3 *Arch. f. Exp. Path. u. Pharm.*, t. XXIX, 1892, p. 303.

Exemples :

$\Delta = -1{,}18$. Après injection : $-0{,}72$,

et — 0,33 si l'on donne à boire [1].

Les libations copieuses peuvent, à elles seules, déterminer une diminution considérable de l'abaissement du point de congélation.

$\Delta = -0{,}32 \; -0{,}20, \; -0{,}18, \; -0{,}16.$

Chez la grenouille, enfin, animal vivant dans l'eau,

$\Delta = -0{,}24.$

Cette valeur a été calculée sur le mélange de l'urine de 60 grenouilles.

Winter, sur 33 urines en trouve 32 dont le Δ est supérieur à celui du sérum.

Une seule = — 0,45.

Pour les autres Δ oscille normalement entre — 1,85 et — 0,55.

Von Koranyi [2], d'après l'examen de 30 urines normales, donne les conclusions suivantes :

Δ oscille entre 1,26 et 2,35 pour une oscillation du volume des urines rendues en vingt-quatre heures, entre 840 et 2,080 c. c. Mais le minimum de Δ ne correspond pas au maximum du volume et vice versa.

Claude et Balthazard ont trouvé normalement des concentrations atteignant — 2,30, et admettent que le Δ puisse s'abaisser jusqu'à — 1 seulement.

Lindemann [3] donne, pour les urines normales, les 15 chiffres suivants :

[1] HALLION et CARRION, *Pr. méd.*, 24 octobre 1900, ont pratiqué également des injections salines intra-vasculaires de solutions de NaCl variant de 0 à 120 p. 1000. Ils ont constaté que la concentration moléculaire de l'urine décroissait toujours, arrivant à être inférieure à celle du liquide injecté et à celle du sang.

[2] *Zt. f. Klin. Med.*, 33, p. 1 et cité in LINDEMANN, *Deutsche. Arch. f. Klin. Med.*, 1900, p. 1.

[3] *Deutsche Arch. für Klin. Med.*, 1900, p. 1.

— 1,88 pour 980cc		— 0,90 pour 1270cc	
— 1,93 — 910		— 1,54 — 930	
— 2,37 — 800		— 1,06 — 1545	
— 2,05 — 790		— 2,51 — 1090	
— 2,06 — 670		— 2,72 — 1310	
— 2,30 — 870		— 1,79 — 430	
— 2,14 — 1165		— 2,01 — 730	
— 2,14 — 1000			

Mais nous devons faire quelques réserves au sujet de l'épithète « normales » appliquée à ces urines, puisque l'une de ces urines, dont le Δ = — 0,90, a été observée chez une chlorotique et l'autre, dont le Δ = — 2,71, chez une convalescente de pérityphlite.

Ce sont les deux seules urines dont Lindeman donne l'origine ; l'on peut se demander quelle fut celle des autres.

Senator [1] donne comme limites normales des variations du Δ urinaire — 0,92 et — 2,14.

Ajoutons enfin que Keim [2] a déterminé le point de congélation de l'urine de femmes enceintes et de fœtus.

La moyenne est de :

Mères à terme, — 2,035
Fœtus, — 0,22

D'après Lesné et Prosper Merklen [3], le nourrisson bien portant émet des urines encore très peu concentrées.

Le Δ se tient aux environs de — 0,22 pendant le premier mois et atteint — 0,41 entre un et deux mois.

De tous ces chiffres, nous pouvons déduire que :

1° L'urine normale est toujours plus concentrée que le sérum sanguin ;

[1] *Deutsche med. Wochenschrift*, 18 janvier 1900.
[2] *Presse méd.*, 30 janvier 1901.
[3] *Soc. de biol.*, 20 avril 1901.

2° En pratique, on pourra considérer comme normale la concentration moléculaire de l'urine dont le Δ est situé entre — 1 et — 2, le volume total de l'émission étant normal (1,200 à 1,500^{cc});

3° Mais les variations du Δ normal, en dehors de toute cause physiologique (repos, libations), sont si importantes, même sur la quantité d'urine des vingt-quatre heures, que ce Δ global, envisagé isolément, ne pourra être que d'une utilité restreinte au point de vue des recherches pathologiques.

§ 6. — Salive.

Fano et Bottazzi[1], à la fin du travail dont nous avons déjà parlé plus haut, relatent deux expériences pratiquées sur la glande *sous-maxillaire* du *chien*.

I. — Excitation de la corde du tympan. . . .	Δ = — 0,425
Excitation de quelques filets sympathiques .	Δ = — 0,49
II. — Excitation de la corde du tympan. . .	Δ = — 0,362
L'on produit alors l'ischémie par la ligature des vaisseaux. Au bout de dix minutes, on enlève les ligatures et.	Δ = — 0,533

De ces deux expériences, les auteurs concluent :

1° La salive est *hypotonique ;*

2° La salive sympathique est plus riche en molécules ;

3° Parallélisme entre la concentration sympathique et la concentration due à l'ischémie de la glande.

§ 7. — Bile.

Dreser[2] donne deux déterminations où

$$\Delta = -0{,}54 \text{ et } -0{,}56$$

chez le bœuf.

[1] *Arch. it. biol.*, 1896, p. 45.
[2] *Loc. cit.*

Bousquet[1] donne les chiffres suivants :

Bile de veau : Δ global = — 0,62.
Δ dû aux matières minérales = — 0,54.
Bile debœuf : Δ global = — 0,61.
Δ global = — 0,86.

§ 8. — **Larmes.**

Massart[2] donne pour les larmes la valeur de :

$$\Delta = -0{,}834.$$

§ 9. — **Sueur.**

Ardin Delteil[3] a entrepris des recherches que l'on peut résumer ainsi :

1° Dans 15 expériences portant chacune sur 100 centim. cubes de sueur d'homme sain dans la force de l'âge,

Δ varie de — 0,08 à — 0,46, la moyenne étant — 0,237.

La sueur est donc *beaucoup moins* concentrée que le sérum ;

2° Les minima ont été observés en été, alors que les glandes sudoripares surmenées excrètent une grande quantité d'eau ;

3° Les variations du Δ sont en rapport surtout avec la teneur de la sueur en NaCl.

Ce sel, à lui seul, abaisse le point de congélation de

50 p. 100 dans 5 cas
et de 66 p. 100 dans 10 cas,

le reste de la valeur du Δ étant dû aux autres substances.

1 Th. Paris, 1899.

2 Sensibilité et adaptation des organismes à la concentration des solutions salines. *Arch. de biol.* (Genève), IX, p. 515, 1889

3 *C. R.*, 19 nov. 1900.

§ 10. — Liquide céphalo-rachidien.

D'après les recherches de Zanier [1] qui employa la méthode hématolytique de Hambürger, on savait le liquide céphalo-rachidien hypertonique au sérum sanguin.

Les recherches de Widal, Sicard et Ravaut [2] viennent confirmer ces données.

Chez 15 sujets atteints, il est vrai, d'affections diverses, mais non de lésions méningées, le Δ du liquide céphalo-rachidien oscillait entre — 0,56 et — 0,75, et était la plupart du temps compris entre — 0,60 et — 0,65.

Lorsque son volume ou sa pression augmentent, le liquide céphalo-rachidien pourra, grâce à cette hypertonie, conserver une tension osmotique suffisante pour la conservation des éléments anatomiques qu'il baigne.

Cet état hypertonique est encore un caractère qui différencie le liquide céphalo-rachidien des autres liquides séreux de l'organisme.

Enfin, la tension osmotique pourra peut-être servir à expliquer les échanges qui se font au travers de la membrane arachnoïdo-pie-mérienne.

§ 11. — Liquide amniotique.

Bousquet [3] dans un cas d'hydramnios a trouvé :

Δ global = — 0,51 ;
Δ dû aux substances minérales = — 0,475.

L'amnios était donc hypotonique.

[1] *Centr. f. Phys.*, 1896, p. 353.
[2] *Presse méd.*, 24 oct. 1900.
[3] Th. Paris, 1899.

Dans un second cas où il y avait macération fœtale,

$$\Delta = -0{,}585.$$

Keim[1] l'a trouvé constamment hypotonique au sérum de la mère comme à celui du fœtus.

Dans les déterminations qu'il a faites, le Δ variant entre

$$-0{,}424 \text{ et } -0{,}51.$$

Son rôle de conservation des éléments épithéliaux du fœtus ne saurait donc être qu'indirect.

Le liquide amniotique est, en revanche, fort riche en NaCl, substance diffusible par excellence, puisqu'il en contient 5 à 6 p. 100.

Dreser, à la fin de son travail, donne deux déterminations de l'humeur vitrée d'yeux de bœufs morts à l'abattoir :

$$\Delta = -0{,}60 \text{ et } -0{,}61.$$

[1] *Soc. d'Obstétrique,* février 1901.

CHAPITRE V

Rôle des phénomènes osmotiques dans l'organisme. Théories physiologiques.

Les recherches des chimistes ont montré que l'eau entrait pour une part considérable dans la constitution générale de l'organisme.

La quantité relative de ce liquide contenue dans les différents tissus est de 75 p. 100.

Le microscope a permis de voir que le protoplasma de la cellule était en grande partie liquide, et d'acquérir ainsi la notion de « l'eau de constitution cellulaire ».

En outre, dans les espaces lymphatiques sillonnant les tissus, c'est encore du liquide que l'on trouve. Ce liquide « milieu intérieur » de Claude Bernard est, lui aussi, à base d'eau.

En considérant tous ces liquides aqueux, séparés les uns des autres par des cloisons de protoplasma solide, il vient forcément à l'esprit de penser aux phénomènes d'osmose.

L'on peut donc, à priori, attribuer à ceux-ci une part très importante dans tous les actes intimes de la vie cellulaire. Et cela d'autant plus que les analyses chimiques précises montrent que la proportion de l'eau augmente avec la vitalité des tissus, avec le besoin qu'ils ont de prendre des matériaux nutritifs aux liquides environnants.

C'est ainsi que l'émail des dents ne contient que 2 p. 100 de Ho^2, la graisse 299 p. 100, tandis que la substance grise cérébrale en contient 858 p. 100.

La cryoscopie, en faisant voir que les humeurs de l'organisme n'étaient pas isotoniques, a permis aux physiologistes de baser avec vraisemblance leurs théories sur l'existence des échanges osmotiques.

On pourrait leur reprocher d'avoir appliqué à des actes biologiques très complexes, des lois rigoureuses, mathématiquement déduites d'expériences faites dans des conditions très spéciales.

Il est certain que toutes les cellules ne se conduisent pas, vis-à-vis de tous les corps en solution dans les humeurs, comme les parois hémiperméables de Pfeffer ou comme les cellules plasmolisées de de Vriès.

Ce dernier avait même remarqué que la paroi cellulaire vivante était perméable à l'*urée*.

Il est encore plus évident qu'une muqueuse, membrane composée d'une multitude d'éléments disparates, ayant chacun des affinités chimiques et des structures moléculaires différentes, ne permettra pas aux phénomènes d'échange osmotique de se passer au travers d'elle avec la simplicité qu'ils présentaient dans les expériences.

Dans l'organisme, nous ne devons pas, a priori, — ni même a posteriori, cela est démontré par les faits, — considérer les diverses membranes séparant les sérosités comme hémiperméables.

Or, si, avec celles-ci, l'*isotonie* est la condition nécessaire et suffisante pour l'existence de l'équilibre osmotique, il n'en est plus de même en présence de cloisons perméables.

De ce fait, l'isotonie n'est pas la seule condition nécessaire pour la réalisation de l'équilibre osmotique au sein de l'organisme.

En d'autres termes :

Entre deux humeurs isotoniques, des courants osmotiques pourront se produire grâce à la non hémiperméabilité de la cloison qui permettra le transport des molécules solides ;

Entre deux humeurs non isotoniques, il pourra y avoir néanmoins équilibre, si l'une des deux a une pression plus forte que l'autre. Par exemple, une différence entre les points de congélation de 0,01, peut être compensée par un excès de pression d'un côté de 0,11 d'atmosphère (Ponsot). Or, une pareille différence de pression est fréquente dans l'organisme.

Enfin, Lazarus Barlow [1] a démontré que la pression osmotique de certaines substances en solution variait au cours d'une même expérience, de telle sorte que, des concentrations moléculaires de deux humeurs, on ne peut pas sûrement prévoir a priori le sens du courant d'osmose.

Ces trois points, déjà fort complexes, ont été fixés au moyen d'expériences pratiquées sur des membranes inertes.

Or, dans l'organisme, les phénomènes se passent en face de membranes vivantes, dont la composition chimique et la structure moléculaire sont éminemment instables.

Il faut enfin se rappeler que, dans les humeurs de l'organisme, l'*eau* étant le dissolvant, on aura à considérer non plus les lois fondamentales, rigoureuses, de l'osmose, mais bien les exceptions que nous avons indiquées plus haut (p. 23).

Néanmoins, la cryoscopie, en mesurant la pression osmotique des humeurs et leur concentration moléculaire, éclaire d'un jour nouveau certains phénomènes très intimes de la vie cellulaire et de la sécrétion.

Quand il l'a fallu, les auteurs, von Koranyi, par exemple, ont su, dans leurs théories, faire une part non plus à l'hémiperméabilité seule, mais aux échanges osmotiques plus généraux, et, plus encore, à l'action propre, à l'action vitale de certains épithéliums. D'ailleurs, plus les méthodes d'investigation appliquées à l'analyse des phénomènes biologiques sont précises, plus l'action vitale perd de terrain.

Grâce donc à un certain éclectisme, les théories que nous allons maintenant étudier paraissent répondre aux faits observés. Elles ont de plus permis de faire des déductions utiles en pathologie et en clinique.

[1] *J. of Physiology*, XIX, XX, 1896. Observations upon the initial rate of osmosis of certain subst. in water and in fluids containing albumen.

§ 1. — Théorie de la soif.

C'est à Mayer[1] que l'on doit des recherches sur ce sujet. Huit expériences pratiquées sur le chien furent toutes positives.

Soumettant ces animaux à une privation absolue de liquide, il constata que ce régime entraînait une augmentation de la pression osmotique du sang.

En second lieu, cette augmentation du Δ sanguin était plus considérable que dans les cas de simple inanition. Elle varie entre 0,12 de degré et 0,04, atteignant la plupart du temps 0,10 de degré en six à sept jours de régime sec.

La soif intense que manifestaient les animaux en cours d'expérience était donc liée à un état hypertonique exagéré des milieux internes.

Quant à la soif qui se déclare brusquement au moment du repas, elle relève de la même cause.

Deux expériences ont montré à Mayer[2] qu'au moment où le milieu stomacal est hypertonique par suite de l'ingestion des aliments ou d'une solution saline concentrée, la pression osmotique du sang augmente. Celui-ci en effet doit perdre de son eau.

La soif gastrique rentrerait donc dans la théorie générale considérant la soif comme une « réaction dernière de l'organisme cherchant à rétablir la tension osmotique normale ». Dans le cas de la soif dite « gastrique », la tension osmotique des milieux intérieurs a été augmentée par suite de l'ingestion des aliments.

Les recherches physiologiques entreprises jusqu'à présent doivent faire considérer la soif comme un phénomène d'ordre

[1] *Soc. biol.*, 1900, n° 7. — Thèse Paris. Essai sur la soif, 1900.
[2] *Soc. biol.*, 1900, n° 20.

général et d'ordre cellulaire, soit comme un phénomène central, bulbaire ou encéphalique.

Mayer[1], en donnant sa théorie osmotique, concilie ces deux hypothèses :

« Une modification de l'état moléculaire des liquides à l'intérieur des cellules de l'organisme. — Une modification moléculaire subséquente des liquides du milieu intérieur, et notamment du sang. — L'excitation produite par ce sang devenu anormal sur les parois des vaisseaux qui le contiennent. — La transmission de cette excitation au centre bulbaire. — La réponse de ce centre sous forme de mouvements vasculaires complexes tendant à rétablir l'équilibre un instant détruit. — Une modification correspondante dans la cénesthésie. — La progression des caractères nocifs du sang anormal. — L'excitation des centres et de la région pharyngo-buccale. — La décharge impulsive ainsi provoquée. — La mise en jeu de la conscience et la multiplication par elle des actions organiques qui la précèdent, tel est le processus complexe du phénomène de la soif. »

V. Koranyi[2] considère également que la soif ressentie par les malades, dans certaines affections compliquées d'insuffisance de la fonction rénale, est un moyen employé par l'organisme pour augmenter le volume du sang et diluer ainsi les molécules qui y restent anormalement, par suite de la fermeture de l'émonctoire rénal.

§ 2. — Digestion.

D'après la valeur du **Δ** des liquides gastriques et la façon dont cette valeur se modifie pendant le cours de la digestion (v. p. 36), il apparaît pour certain à Winter que les phéno-

[1] *Loc. cit.*
[2] *Z. f. Klin. Med.*, vol. 33, 1898.

mènes digestifs sont sous la dépendance étroite des lois osmotiques.

Le *cycle digestif* est lié au *défaut d'isotonie* entre les liquides intra-stomacaux et le sérum ; ce défaut d'isotonie est produit par l'ingestion des aliments, car nous avons vu que, à jeun, le liquide stomacal restait isotonique. La digestion commence avec un maximum d'anisotonie et s'arrête lorsque l'équilibre s'est établi.

L'auteur tire de là les conséquences pratiques suivantes :

1° La vitesse avec laquelle se réalisera l'isotonie marquant la fin de l'acte digestif, peut servir à mesurer l'énergie digestive de chaque individu ;

2° Les dyspepsies seraient différenciées par la valeur du coefficient isotonique du liquide stomacal à jeun. Vue nouvelle et qui peut prendre en pathologie, suivant Winter, une importance parallèle à celle de l'hyper ou de l'hypochlorhydrie.

Ces idées n'ont reçu ni confirmation, ni infirmation, Winter étant le seul auteur qui ait pratiqué la cryoscopie du suc gastrique.

Koeppe a fait, au moyen de l'hématocrite, quelques expériences plutôt confirmatives et dont on peut tirer les conclusions suivantes :

1° Il y a concentration du sérum sanguin après l'introduction d'une solution saline dans l'estomac ;

2° Les phénomènes d'osmose se passent du sang vers l'intérieur de l'estomac.

§ 3. — Absorption intestinale.

On a cherché à préciser le rôle joué par l'osmose dans l'absorption intestinale.

Les premières expériences sont d'Heidenhain.

a) Injectant du sérum de chien, c'est-à-dire un liquide *isotonique au sang* dans une anse intestinale de chien, il constate l'*absorption*.

b) Injectant une solution de NaCl *hypotonique*, il constate une *hypotonisation* plus forte par suite du passage de NaCl dans le sang.

c) Pour une solution *hypertonique*, il y a diminution de l'hypertonie, mais non pas jusqu'à atteindre l'isotonie.

Pour les solutions très hypertoniques seulement, il y a exsudation du sérum sanguin vers la cavité intestinale (cas des purgatifs salins).

A la suite de ces trois ordres d'expériences, Heidenhain considère le rôle de l'osmose comme tout à fait secondaire dans l'absorption. Les lois osmotiques sont, pour cet auteur, contrariées par une influence qui réside au niveau de l'épithélium. Il en donne la preuve en détruisant celui-ci : l'absorption se fait alors suivant les règles générales de l'osmose.

Mais d'autre part Kovësi (1897) [1] constate qu'une solution hyper ou hypotonique injectée dans l'intestin tend toujours vers l'isotonie.

Enfin Hedon [2], opérant avec des solutions de sucres différents, constate que, lorsque le liquide injecté est *hypertonique,* il augmente de volume, tendant ainsi vers l'isotonie en attirant à lui l'eau du plasma sanguin. Ce phénomène se produirait avec une vitesse inversement proportionnelle au poids moléculaire des sucres employés. Il y a là action purgative analogue à celle qui se produit lorsque l'on emploie des solutions salines très concentrées.

Ces expériences ne sont pas absolument en contradiction avec celles d'Heidenhain. Nous devons considérer l'osmose comme irrégulièrement en jeu et associée à d'autres phénomènes, dans l'absorption intestinale. Mais, il reste prouvé que d'importants échanges osmotiques peuvent s'effectuer au travers de la muqueuse de l'intestin.

[1] Cité in th. BOUSQUET.
[2] *Soc. biol.*, 1900, n° 3.

Quant à la *résorption* au niveau des cavités séreuses, ici encore, les théories sont contradictoires.

Starling et Tübly[1] pensent d'abord, avec Heidenhain et Orloff, que l'osmose ne joue aucun rôle et que la résorption se fait soit par suite de dilatation vasculaire, soit par action des cellules séreuse de l'endothélium.

Mais bientôt Hambürger[1], liant les vaisseaux ou expérimentant sur le cadavre, constate que l'absorption a lieu après une première phase durant laquelle le liquide hyper ou hypotonique a été ramené à l'isotonie.

Starling enfin démontre que la résorption sem fait, ême après destruction de l'endothélium séreux.

Hambürger attribue ce phénomène à une « imbibition moléculaire », terme vague que Starling définit ainsi : pression osmotique des matières albuminoïdes.

Nous verrons plus loin quelles sont les idées très séduisantes de von Koranyi sur le mouvement des humeurs. Nous pourrons alors comprendre que la résorption puisse s'effectuer, en partie tout au moins, sans participation active du système vasculaire, par simples échanges osmotiques passifs entre le sang et le liquide transsudé.

L'osmose semble donc jouer un rôle dans la résorption. Néanmoins son intervention unique ne peut être encore admise, dans l'état actuel des recherches.

§ 4. — Théories de Winter.

Équilibre osmotique de l'organisme. Rôle des chlorures. Sélection stéréo-chimique.

a) Winter, dans toutes ses déterminations de l'abaissement du point de congélation des humeurs, comme nous l'avons vu

[1] Cité in th. BOUSQUET.
[2] *Revue de méd.*, 1896.

pour les liquides normaux, et comme nous le verrons plus loin pour les liquides pathologiques, trouve des chiffres s'éloignant fort peu du **Δ** du sang.

Il place l'urine à part, à cause de son rôle d'élimination particulier.

b) Il est frappé par ce fait que le liquide gastrique lui-même, fortement concentré au début de la digestion par l'ingestion des aliments, se rapproche peu à peu de la concentration moléculaire du sérum jusqu'au moment où il l'atteint.

c) Calculant enfin les masses moléculaires des liquides organiques, il trouve qu'elles oscillent étroitement autour d'une valeur voisine de 60 [1].

Ces trois ordres de faits le conduisent à envisager les forces osmotiques comme un des facteurs les plus importants des phénomènes de la vie.

L'organisme serait tout entier en *équilibre osmotique* ou, mieux, oscillerait « autour d'un équilibre-limite réalisé par le sérum ».

L'équilibre parfait obtenu, ce serait l'arrêt des phénomènes vitaux. Mais il y a deux points dans l'organisme où cet équilibre est fortement et constamment rompu : ce sont l'*estomac*, porte d'entrée des aliments, de l'albumine; le *rein*, porte de sortie des déchets de ces mêmes albumines.

En ces deux endroits en effet, et pour des causes différentes, les humeurs sont très hypertoniques et variables en leur hypertonie.

D'autre part, au sein même de l'organisme, les défauts d'isotonie sont constamment causés et réparés par une propriété particulière des chlorures.

Nous savons que NaCl, en sa qualité d'électrolyte, subit très facilement l'ionisation. Divisé en ses ions il peut donc présenter au besoin une masse moléculaire très petite.

[1] *Arch. de phys.*, 1896.

L'on conçoit donc qu'il puisse traverser une membrane filtrante sans encombre et diffuser, tandis que les matières albuminoïdes, plus grosses de molécule, sont sélectionnées. NaCl a d'autant plus de tendances à circuler de sérosité en sérosité qu'il forme à lui seul les 2/3 environ des molécules en suspension dans les liquides de l'organisme.

De telle sorte que partout où il se produit, dans une solution humorale, un départ moléculaire, les chlorures comblent ce vide.

Ces vues théoriques sont basées pour Winter sur ce fait que NaCl varie dans le sérum suivant des proportions en rapport avec la plus ou moins grande condensation de la masse sanguine. Ces variations auraient pour but de rendre le plasma toujours isotonique aux hématies.

Tout récemment Hallion et Carrion[1] ont rendu compte d'expériences qui confirment le rôle compensateur des chlorures. Des injections salées, variant comme titre de 0 p. 100 à 120 p. 100, n'ont pas modifié de façon durable la pression osmotique du sang. La constance de celle-ci était sauvegardée par suite d'échanges appropriés d'eau et de chlorure de sodium entre le sang et le reste de l'organisme.

Ce passage de molécules de grosseurs différentes au travers des membranes organiques amène enfin Winter à émettre sur leur constitution des idées extrêmement intéressantes et d'une haute portée biologique.

Nous avons dit en effet, — et il découle de l'examen des faits, — que les membranes cellulaires ne sauraient être assimilées à des parois de Pfeffer. Elles se laissent traverser par d'autres molécules que H^2O, l'urée en particulier ; mais, en plus, elles *doivent* choisir les molécules qui peuvent les traverser.

Les échanges osmotiques se font en effet au travers des

[1] *Presse méd.*, 24 oct. 1900.

espaces intermoléculaires laissés entre elles par les molécules qui forment la paroi.

Ces espaces sont fonction de la forme, du volume, des qualités physiques en un mot, des molécules constituantes. Or, comme toutes les parois cellulaires n'ont pas la même composition chimique, leurs molécules ne sont pas semblables : elles n'auront donc pas non plus la même porosité moléculaire. Par suite, elles ne seront pas perméables à *toutes* ni *aux mêmes* substances : une sélection s'impose. C'est ce que Winter appelle la *sélection stéréo-chimique*. Et il arrive à formuler cette conclusion, fort intéressante au point de vue histogénique : « *Les éléments anatomiques restent identiques à eux-mêmes parce qu'ils ne peuvent incorporer à leur substance que les mêmes éléments chimiques.* »

§ 5. — Théories de von Koranyi.

Constance de la concentration moléculaire du sang.

Tous les physiologistes qui ont fait des recherches cryoscopiques ont été frappés par la constance du Δ du sérum sanguin.

Cette constance est telle, en effet, qu'on ne parvient pas à modifier la concentration moléculaire du sérum même par des injections intra-vasculaires.

Si l'on injecte une solution hypotonique, le fluide sanguin ne reste pas hypotonique.

Si l'on injecte une solution hypertonique, — par exemple 7 litres de solution de $SO^4 NA^2$ à 5 p. 100 dans la jugulaire d'un cheval — la constitution chimique du plasma change mais non sa concentration moléculaire (Hambürger).

Si l'on provoque des salivations anormales (plus de 15 litres chez un cheval), la constitution du plasma change encore, mais il reprend sa concentration moléculaire normale presque immédiatement.

On a recherché les causes qui peuvent maintenir constante la valeur du Δ sanguin.

La plupart des auteurs les ont trouvées dans le sang lui-même.

Hambürger et, après lui, Winter attribuent ce rôle régulateur aux globules rouges.

Pour le premier la présence de CO^2 dans les hématies chasse de leur stroma des substances salines (NaCl en particulier) qui vont se dissoudre dans le sérum. Au contraire, l'arrivée de O en déplaçant CO^2 permet aux hématies d'absorber à nouveau les substances salines qu'elles avaient perdues [1]. Ces modifications contraires s'opérant en même temps, en différents points de l'organisme, pourraient arriver à se balancer et à maintenir constante la concentration moléculaire du sang tout entier.

Winter et, après lui, Fano et Bottazi[2] admettent que la concentration moléculaire du sérum est maintenue fixe par la *dissociation* ou la *réintégration* des molécules salines (Winter) ou protéine-sel (F. et B.), suivant que le sang est *dilué* ou au contraire *perd de l'eau*. Le rapport du nombre des *monades*, c'est-à-dire des molécules ayant une action sur l'abaissement du point de congélation, au volume du sang resterait ainsi le même.

Hambürger et Heidenhain, enfin, admettent l'existence d'une sécrétion hypotonisante de l'endothélium vasculaire. Celle-ci viendrait contrebalancer l'hypertonie produite normalement par le déversement de la lymphe dans le sang, et expérimentalement par les injections de solutions hypertoniques.

Von Koranyi ne se rallie pas à cette dernière théorie. Il fait ensuite remarquer que la richesse du sérum en NaCl ne présente

[1] Cette considération fait partie des travaux de HAMBURGER, sur les globules sanguins, que nous n'avons pas analysés dans leurs détails. En effet, quoiqu'ils établissent l'importance des phénomènes osmotiques dans l'organisme, ils ne se rattachent que secondairement à notre sujet, n'étant pas basés sur l'emploi de la cryoscopie.

[2] *Arch. de Phys.*, 1896 ; *Arch. it. de Biologie.*

pas de différences assez sensibles pour faire varier le Δ de façon très appréciable[1].

Quant à l'action régulatrice des hématies, elle se borne pour lui à chasser l'acide carbonique. Ce gaz, en solution dans le sang, en augmente la tension osmotique. Lorsqu'il est, au contraire, chassé par O, la pression osmotique diminue.

Koranyi rejette donc à peu près toutes les causes locales que ses devanciers avaient désignées comme étant les facteurs de la constance du Δ sanguin.

Celle-ci lui semble être le résultat de bien des phénomènes, plus généraux, se passant en différents points de l'organisme.

Il l'établit en un dernier mémoire[1] où, élargissant le cadre de la question, il donne un tableau très précis des échanges osmotiques continuels se passant de cellule à cellule.

Considérons d'abord les actes respiratoires.

Phénomènes régulateurs de la concentration moléculaire du sang. — Au sein des tissus, en fixant CO^2, *résidu* de la *respiration cellulaire*, le sérum voit sa pression osmotique augmenter.

Mais au niveau du poumon, CO^2 est chassé et remplacé par O.

Ces deux phénomènes s'accomplissant au même degré et en sens contraire, l'équilibre de la masse totale, au point de vue de la pression osmotique, n'est pas détruit de ce chef.

Au niveau de l'estomac, au niveau de la surface cutanée, il y a perte d'eau du plasma (Winter, Ardin Delteil).

L'état d'hypertonie momentané dû à cette perte d'eau provoque le phénomène de la soif. L'eau ingérée et absorbée par l'intestin sert à ramener à la dilution normale le plasma concentré. Ici encore, la balance se fait.

[1] Nous avons vu d'autre part que récemment Chroustckof avait établi que les variations même considérables du taux en NaCl d'une solution n'en modifiaient pas sensiblement le Δ.

[2] *Z. f. klin. Med.*

Mais c'est surtout aux phénomènes de la nutrition cellulaire que von Koranyi s'attache.

Il montre d'abord, d'après Starling[1], que les échanges nutritifs au niveau des cellules ne peuvent qu'augmenter la concentration des liquides dans lesquels baignent les tissus. La nutrition cellulaire consiste, en effet, en la désintégration de grosses molécules complexes, instables, telle l'albumine, en un grand nombre de petites molécules simples, telle l'urée.

Les excreta totaux d'une cellule animale doivent donc nécessairement posséder une pression osmotique plus grande que celle des ingesta de la même cellule (Starling), puisqu'ils contiennent un nombre plus considérable de molécules.

La concentration moléculaire de cette *lymphe* extra-vasculaire provoque un appel d'eau; ce phénomène s'effectue par xosmose, aux dépens du contenu des vaisseaux lymphatiques d'une part, et des vaisseaux sanguins d'autre part.

L'équilibre tend alors à se faire, bientôt rompu par les échanges nutritifs qui ont continué.

Ce processus tend lui-même à l'augmentation indéfinie de la pression osmotique du sang qui, d'un côté, perd de l'eau par exosmose, et de l'autre reçoit, en s'incorporant finalement les déchets de l'organisme (lymphe), plus de molécules élaborées qu'il n'a perdu de molécules nutritives.

Alors intervient la fonction rénale. Le rein, en rejetant dans une sécrétion très hypertonique les déchets de la nutrition cellulaire, va provoquer un abaissement de la pression osmotique du sang et travailler à maintenir la constance de son point de congélation.

Théorie de la sécrétion rénale. — La théorie de von Koranyi met au premier plan les phénomènes physiques, néan-

[1] *J. of Physiology*, 1894.

moins elle réserve un rôle assez important à l'influence propre de l'épithélium rénal.

Le premier acte de la sécrétion urinaire est celui qu'admettait déjà Ludwig dans sa théorie.

« L'eau de l'urine est sécrétée au niveau du glomérule et en partie résorbée dans les canalicules urinaires. »

Ce principe trouve sa confirmation dans les faits suivants :

a) 1° Chez les animaux qui n'ingèrent que peu d'eau et qui rendent une *urine concentrée* (chien), les tubuli contorti sont *longs* (Hüfner);

2° Chez les animaux vivant dans l'eau (grenouille) et dont l'*urine* est très *diluée*, les tubuli contorti sont courts (Dreser)[1].

L'urine est donc concentrée proportionnellement à la longueur des tubuli contorti, ce qui indique bien, au moins, qu'elle perd de l'eau à cet endroit de son parcours.

b) Les faits cliniques observés par von Koranyi (*loc. cit.*) et Balthazard[2] montrent de plus que la concentration urinaire varie en raison inverse de la vitesse de sécrétion urinaire. Cette dernière est elle-même en raison directe de la circulation sanguine rénale (Heidenhain)[3].

En d'autres termes, si l'urine circule *vite* dans les canaux urinifères, elle reste *diluée* car la résorption aqueuse n'a pas le temps de s'y faire en proportion importante. L'urine, au contraire, est plus concentrée si la circulation est ralentie.

c) Les recherches cliniques montrent encore à von Koranyi que « l'abaissement très peu prononcé du point de congélation de l'urine est un symptôme constant d'*anémie chronique* ». Ce fait s'explique si la résorption de l'eau est fonction de l'intégrité de l'épithélium des canalicules contournés. Lorsqu'en effet celui-ci est dégénéré, comme c'est le cas dans l'*anémie chro-*

[1] *Loc. cit.*
[2] *Soc. biol.*, 1900. Diurèse dans les injections vasculaires.
[3] *Herman. Handbuch Physiologie*, 1885.

nique, l'urine reste diluée et le Δ urinaire est moins abaissé.

d) Enfin, von Sobieranski[1], en faisant des recherches sur l'élimination des poussières de carmin par le rein, établit aussi qu'il y a concentration de l'urine au niveau des tubuli.

Entre les mains de nombreux auteurs, Koranyi, Bousquet, Léon Bernard, Claude, Souques et Balthazard, la cryoscopie a montré que certaines urines *pathologiques* avaient un point de congélation inférieur (c'est-à-dire plus rapproché de 0) à celui du sérum sanguin. En un mot, *il est des urines qui sont moins concentrées que le sérum.*

Pour expliquer ces faits, Claude et Balthazard disent qu'il faut admettre que le liquide qui filtre par le glomérule est à une tension osmotique inférieure à celle du sang. Cette tension originelle peut persister en cas de troubles anatomiques des tubuli contorti ; mais dans les cas normaux la concentration du liquide glomérulaire s'accentue dès l'entrée même du canal contourné.

Pour Claude et Balthazard, les expériences de Starling[2] viennent confirmer cette donnée.

« Starling a, en effet, vu la sécrétion rénale s'arrêter quand il existe entre la pression dans les canalicules urinaires et la pression sanguine une différence équivalente à 40 millim. de mercure. Cela prouve qu'il existe entre le liquide qui a filtré au niveau du glomérule et le sang une différence de tension osmotique égale à une pression de 40 millim. de Hg. Or, Starling a mesuré directement la tension osmotique des substances protéiques et extractives en dissolution dans le sang et l'a trouvée voisine de 40 millim. de mercure. Ces faits conduisent donc à penser que ces dernières substances ne traversent pas le glomérule, ce qui explique la différence de tension osmotique entre le sérum sanguin et le liquide qui filtre à travers le glomérule, et vient à l'appui de l'hypothèse de Koranyi. Les expériences de Starling ne peuvent s'interpréter rationnellement que si l'on admet que le liquide qui filtre au niveau du glomérule sort constitué par de l'eau et du NaCl et contienne la même quantité de NaCl 0/0 que le sang, c'est-à-dire ait une tension osmotique semblable à celle qui est propre à la dilution de NaCl dans le sang, ou environ

[1] *Arch. für exper. path.*, 1895.

[2] Cryoscopie des urines, 1900. *J. of Phys.*, 1899.

un point de congélation de — 0°,43 dans les conditions normales, ce point de congélation pouvant se rapprocher plus ou moins de 0 dans les conditions pathologiques. » (CH. et BALTHAZARD. *Cryoscopie des urines*, 1901, p. 21.)

Nous arrivons maintenant à un autre point : l'échange moléculaire, qui tient une place capitale dans la théorie du fonctionnement rénal.

Ce n'est point de l'eau seulement qui filtre au niveau du glomérule de Malpighi. Avec Bowman et Heidenhain, Koranyi admet que c'est une solution pure de NaCl.

L'analyse démontre d'autre part que le chlorure de sodium est, par rapport aux autres substances dissoutes, en moins grande quantité dans l'urine que dans le sérum sanguin.

En outre, cette quantité de NaCl urinaire augmente ou diminue parallèlement à la teneur en NaCl du sérum sanguin. Enfin, de calculs algébriques trop compliqués pour être rapportés ici, von Koranyi[1], considérant les deux rapports :

$$\frac{\Delta \text{ urinaire}}{\text{NaCl urinaire p. 100}} \text{ et } \frac{\Delta \text{ sanguin}}{\text{NaCl sanguin p. 100}}$$

arrive à établir que « le nombre des molécules non chlorées et celui des molécules chlorées du sang sont entre eux comme le nombre des molécules non chlorées et le nombre des molécules totales de l'urine; en d'autres termes, qu'il manque à l'urine par rapport au sang autant de molécules chlorées que l'urine contient de molécules non chlorées » ; ou bien encore :

La perte en NaCl que subit le liquide filtré au niveau du glomérule en traversant le rein, est équivalente aux substances non chlorurées de l'urine.

L'explication de ce fait réside pour Koranyi dans l'*échange moléculaire*.

Pour comprendre cette hypothèse, nous devons envisager les phénomènes d'osmose qui se produisent avec une membrane perméable et non plus semi-perméable.

[1] *Z. f. klin. Med.*, Bd 33.

Si deux solutions de substances chimiques différentes sont séparées par une membrane *perméable*, l'équilibre osmotique se réalisera, non seulement par échange des dissolvants, mais aussi par *échange* des *molécules solides*.

Les courants osmotiques s'arrêteront quand les deux solutions seront, non seulement *isotoniques*, *équimoléculaires*, mais encore *homogènes*, c'est-à-dire, contenant le *même nombre* des *mêmes molécules*.

Selon von Koranyi, ce phénomène d'*échange moléculaire* se passe dans le rein au niveau des *tubuli contorti* entre le sang des capillaires et la solution de NaCl venue du glomérule. Les molécules de NaCl quittent le canalicule urinifère pour être remplacées, une à une, par des molécules extractives, élaborées [1].

Mais tandis que, in vitro, l'équilibre osmotique est réalisé par cette *diffusion* des molécules, il n'en va pas de même dans le rein.

Grâce sans doute : d'abord à l'activité, à l'*énergie* propre de la membrane cellulaire filtrante, la pression osmotique intra-canaliculaire ne s'équilibre pas avec celle du sérum sanguin.

Ensuite, le courant ininterrompu de l'urine ne permet pas normalement aux échanges moléculaires de se faire jusqu'à l'isotonie, comme cela a lieu, *in vitro*, entre deux solutions immobiles.

Léon Bernard a remarqué le fait suivant, qui est favorable à l'hypothèse de l'échange moléculaire (commun. or.). Lorsqu'on recueille séparément l'urine de chaque rein à l'aide du cathétérisme urétéral, la composition de chaque urine se montre différente, lorsque les lésions des deux reins sont inégales. Cette différence existe au maximum lorsque l'un des deux reins est sain, et l'autre seul malade. Le dosage chimique des chlorures et de l'urée lui a montré que la plupart du temps, sinon toujours,

[1] Hamburger (*Virchow Archiv*, 1895) avait déjà émis la même hypothèse d'un échange moléculaire entre les hématies et le sérum sanguin. Les matières albuminoïdes et les phosphates des unes pourraient être remplacés, le cas échéant, suivant rapports isotoniques, par les substances chlorurées du sérum.

la différence entre les deux côtés est beaucoup moins forte pour les chlorures que pour l'urée ; et même, dans les cas où la différence est peu importante d'un côté à l'autre, elle s'exerce en sens inverse pour les chlorures et pour l'urée : c'est-à-dire que l'urine qui contient le plus d'urée contient le moins de chlorures et réciproquement. On pourrait donc dire, conformément à la théorie de Koranyi, que plus il passe d'urée dans l'urine, moins il reste de chlorures. Et ce fait, qui n'a pas encore été signalé, vient à l'appui de la théorie.

De sorte qu'en dernier lieu, la solution saline glomérulaire, concentrée par résorption d'eau, et devenue urine par suite de l'échange moléculaire, *reste à une tension osmotique plus élevée que celle du sérum.*

En résumé, la sécrétion rénale comprend, pour von Koranyi, deux phases :

a) L'une, au niveau du glomérule, est la filtration d'un liquide $H^2O + NaCl$, hypotonique au sérum.

b) L'autre, au niveau des tubuli contorti, est double.

a) résorption d'eau = concentration

b) échange moléculaire = urine.

Au total, enfin, le sang perd donc plus de molécules solides que d'H^2O au niveau du rein, sa pression osmotique s'abaisse.

La mensuration directe permet, en effet, de constater une différence entre la pression osmotique dans l'artère rénale et dans la veine rénale, au profit de l'artère.

Cet abaissement rénal de la pression osmotique sanguine contrebalance l'élévation due au métabolisme.

D'après de nombreuses recherches sur l'homme et les animaux, *un* seul rein *sain* suffit à maintenir le

$$\Delta_{\varsigma} = 0,56.$$

Les phénomènes intimes de la sécrétion rénale, la résorption et l'échange moléculaire sont fonction de l'*intégrité épithéliale* et du *temps de séjour*, c'est-à-dire de la *vitesse de circulation* de l'urine.

Nous verrons plus loin l'importance de cette remarque en pathologie.

§ 6. — Formation de la lymphe. Mouvement des humeurs.

La formation de la *lymphe* attribuée à la *filtration* du sérum sanguin par Ludwig, à une sécrétion de l'endothélium vasculaire par Heidenhain, semble plutôt due en grande partie à la nutrition cellulaire elle même et aux phénomènes d'osmose qui l'accompagnent.

Nous avons vu que la pression osmotique de la lymphe était toujours plus élevée que celle du sérum. Or, d'une part, Leathes [1] a prouvé que la pression osmotique de la lymphe est indépendante des changements de celle du sérum lui-même. La filtration n'est donc pas le seul processus de formation de la lymphe.

D'autre part, des expériences précises lui ont permis de donner la conclusion suivante :

« Il n'existe pas de preuve concluante pour affirmer que les parois des vaisseaux jouent un rôle autre que celui d'une membrane passive dans les échanges de liquide. »

La théorie de Heidenhain n'est donc pas confirmée. Leathes fait enfin remarquer que, si la concentration de la lymphe cervicale est en effet plus forte que celle du sérum sanguin, cela peut être attribué à une *désassimilation* des tissus pendant le travail des animaux en expérience.

Cela concorde avec les idées émises par Starling.

D'après cet auteur, nous savons que par suite des phénomènes de métabolisme dus à la nutrition cellulaire les éléments

[1] *Journ. of Physiol.*, 1896, p. 2.

anatomiques doivent baigner dans un liquide dont la concentration moléculaire est relativement élevée.

Pour diluer ces molécules nombreuses, il se produit hors des vaisseaux, tant lymphatiques que sanguins, une exosmose d'eau.

Et le *liquide final est la lymphe, milieu intérieur, né au sein même des tissus.*

Quant à la circulation de la lymphe, c'est encore aux phénomènes osmotiques qu'il faut l'attribuer, selon von Koranyi.

Le sang veineux contient non seulement CO^2 en grande quantité, mais encore un grand nombre de petites molécules élaborées. Sa pression osmotique est donc plus élevée que le sang artériel. De telle sorte qu'au niveau des capillaires veineux les liquides où baignent les tissus sont en contact avec un sang dont la pression osmotique est plus grande qu'au niveau des capillaires artériels.

Ces liquides, cette lymphe, a donc tendance à céder de son eau au sang veineux, à en prendre au sang artériel. D'où la présence, dans les tissus, d'un courant parallèle à la direction du courant sanguin.

Or le rein, en abaissant la tension osmotique du sang, empêche l'équilibre d'être jamais réalisé. Il favorise donc non seulement la nutrition des éléments anatomiques en empêchant le milieu où ils baignent d'être trop hypertonique, mais encore il aide à la circulation de la lymphe au sein des tissus. Il agit comme un véritable « cœur lymphatique » (Koranyi)[1].

§ 7. – Rôle des phénomènes osmotiques dans l'activité nerveuse et l'activité musculaire.

Activité nerveuse. — Frappé par les recherches de de Vriès, et par ses propres remarques sur l'action des sels dans la for-

[1] *Z. f. klin. Med.*, vol. XXXIII.

mation de la lymphe, Heidenhain, dès 1891, fit faire quelques expériences par un de ses élèves pour rechercher comment les nerfs se comportaient vis-à-vis de solutions salines, et si les solutions qui auraient une action quelconque seraient en rapport avec les coefficients isotoniques.

Hirschmann (Breslau)[1] expérimenta sur des nerfs sciatiques de grenouille. L'animal enfermé dans une chambre humide afin d'éviter l'évaporation, l'on faisait agir la solution saline sur un endroit du nerf mis à nu.

Au bout d'un certain temps de *latence*, le nerf était excité et le muscle se contractait.

Voici quelles sont les conclusions d'Hirschman :

« 1° En général, la latence diminue à mesure que croît la concentration ; par contre, la durée d'excitation augmente.

Solution de NaCl.

5 gr. 84 p. 100	= 1 mol. gr. p. 1,000.	Latence =	6'5.	Activité = 40'
2 gr. 9 —	= 0,50 mol. gr. —	—	= 13'	— = 25'
2 gr. 34 —	= 0,40 mol. gr. —	—	= 18'.	— = 16'

« 2° La teneur des concentrations de même activité est très variable pour les différents sels :

NaCl..........	2,34 p. 100	NaOSO⁴........	5,68 p. 100
NaI...........	6,64 —	Acétate........	10,52 —
NaAzO⁴.......	3,77 —		

« 3° Les concentrations de même activité sont à peu près équimoléculaires :

Chlorure de sodium...	0,40	Sulfate de sodium....	0,40
Iodure de sodium.....	0,44	Acétate............	0,442
Azotate de sodium....	0,44		

« 4° Les sels avec 2 atomes de base par molécule n'ont aucune différence avec les sels à 1 atome par molécule.

[1] *Arch. f. die Gesammt. Phys.*, Bd XLIX, 1891, p. 301.

« 5° La nature de la base est d'une influence majeure sur la concentration limite. »

Loeb[1] entreprend également des recherches sur la façon dont les cellules musculaires se comportent vis-à-vis des phénomènes d'osmose.

Il établit que l'addition d'une petite quantité d'un acide fort ou d'une base à l'intérieur d'un muscle, occasionne une forte augmentation du poids (par addition d'eau, sans doute ?) de ce muscle si on le plonge dans la solution physiologique de sel marin.

Nous verrons de quelle importance est cette remarque au point de vue de la production de l'œdème.

D'autres expériences plus complexes montrent que les lois de la pression osmotique se vérifient avec les cellules musculaires, mais ces expériences n'offrent pas d'intérêt directement utilisable en clinique et nous ne les rapporterons pas ici.

[1] *Arch. für die Gesammt. Physiologie*, 1898, t. LXIX, p. 26.

CHAPITRE VI

Phénomènes d'osmose en pathologie. Applications de la cryoscopie à la clinique.

Les théories que nous venons d'examiner permettent de comprendre bien des phénomènes biologiques.

En groupant les valeurs données par la cryoscopie et en les examinant à la lumière de ces théories, nous allons voir maintenant quels avantages le clinicien peut en tirer.

§ 1. — Influence du défaut d'isotonie dans les injections intra-vasculaires. Osmonocivité.

Les expériences de plasmolyse de de Vriès prouvent que des cellules quelconques peuvent souffrir de toute perturbation moléculaire apportée au liquide dans lequel elles baignent.

La méthode hématolytique de Hambürger démontre également l'action nocive sur les hématies d'une solution non isotonique au plasma sanguin.

Les phénomènes d'osmose qui régissent en partie les actes vitaux ne semblent donc pouvoir être modifiés sans que la vie de l'organisme cellulaire en soit plus ou moins profondément atteinte.

Ces phénomènes de cytolyse doivent préoccuper le clinicien comme le physiologiste, car ils peuvent jouer un rôle important tant au point de vue thérapeutique (injections intra-veineuses de sérum, lavage du sang) qu'au point de vue expérimental (recherche de la toxicité des liquides, des urines en particulier).

A. — Injections intra-veineuses. — Lavages du sang

La cryoscopie du sérum sanguin permet de définir très simplement le titre des solutions salées que l'on doit injecter dans le système circulatoire.

Nous avons vu que Dreser, et après lui Hamburger, Winter, Hedin, Bousquet, etc., ont fixé à — 0,56 le point de congélation du sérum.

Cette température correspond à la congélation d'une solution de NaCl à 0,93 p. 1000.

Une telle solution passée à l'autoclave pour stérilisation se concentre légèrement et atteint alors 1 p. 100.

Ce chiffre concorde absolument avec celui que Malassez[1] avait trouvé en observant au microscope les déformations des hématies et en cherchant quel était le meilleur liquide conservateur de la formule de ces éléments anatomiques.

C'est à la solution de NaCl pur à 1 p. 100 qu'il s'était arrêté.

Les titres de 7 p. 1000 indiqué par Mayet et celui de 1,75 p. 1000 indiqué par Maurel sont loin d'être confirmés par la cryoscopie.

Les premiers après Koranyi, Vaquez et Bousquet[1] ont fait observer que dans certains états pathologiques le Δ du sérum est très abaissé.

Von Koranyi donne deux cas où

$$\Delta = -0,71$$
$$\Delta = -1,04$$

point de congélation correspondant à ceux de solution de NaCl à 11,8 p. 1000 et 17,3 p. 1000.

Dans ces deux cas où l'on est en présence d'une *urémie convulsive* et d'une *néphrite aiguë*, les injections intra-vasculaires sont préconisées.

[1] Les premiers travaux de MALASSEZ datent de 1872, et portent sur la numération des globules rouges.

[2] *Soc. biol.*

Pratiquées avec la solution soi-disant physiologique à 9,5 p. 1,000, elles auraient mis les hématies en contact avec des solutions un tiers moins concentrées que le sérum pathologique dans quelel elles baignaient.

Doit-on conclure de ces faits qu'avant de pratiquer une injection intra-vasculaire il convienne de faire un examen cryoscopique du sérum du malade ?

Non.

D'abord parce que les hématies *in vivo* offrent un certain degré de résistance à l'hystolyse (action d'une sécrétion endothélio-vasculaire, Hamburger-Heidenhain) [1].

Ensuite parce que, du côté même de la solution de NaCl, il y a une certaine élasticité de concentration moléculaire. En d'autres termes, étant donnée la propriété singulière de ce sel de se dissocier très facilement en ses ions, le point de congélation d'une solution n'indique pas *très rigoureusement* le nombre des molécules dissoutes.

P. Chroustchoff (*CR.*, 26 nov. 1900) a, en effet, montré que Δ ne variait pas entre des solutions de NaCl variant de 1/4 à 1/64 p. 100.

Il résulte de ces considérations que l'on peut en clinique prendre une moyenne, et que cette moyenne peut être fixée à 10 p. 1000.

Pour le lavage des cavités séreuses, où l'endothélium est si délicat, il conviendra également d'employer également des solutions isotoniques.

Pour les lavages mêmes des cavités revêtues d'une muqueuse, fosses nasales, intestin, dont le revêtement épithélial est pourtant plus résistant, l'on épargnera au malade des sensations assez désagréables, en même temps que l'on sera plus utile si l'on emploie des solutions médicamenteuses isotoniques.

[1] Expériences de **Hamburger** sur la constance de la force hydrophile des hématies.

B. — Osmonocivité

L'altération produite sur les hématies et les cellules en général, et les troubles qui peuvent en résulter ont attiré l'attention des expérimentateurs lors de la recherche, par injection intra-vasculaire, de la toxicité des humeurs et des urines en particulier.

A. — Les auteurs allemands, entre autres Hymans van den Bergh[1] et Posner[2] prétendent que la pression osmotique par son action entache d'erreur toutes les expériences jusque-là entreprises sur la toxicité.

Charrin et Levaditi[3], Hallion[4] montraient l'influence de la concentration moléculaire des solutions toxiques sur leur toxicité.

Le professeur Bouchard avait institué la technique universellement adoptée avant la connaissance des phénomènes, de cytolyse. A la suite des remarques des auteurs précédents il fit rechercher par deux de ses élèves, Claude et Balthazard, dans quelle mesure la plasmolyse des éléments cellulaires vient ajouter ses effets nuisibles à la toxicité des poisons absorbés.

Dans la toxicité globale d'une urine, Claude et Balthazard considèrent deux parts : l'une attribuable à l'action des poisons injectés, qu'ils appellent *toxicité vraie ;* l'autre provenant des actions physiques, dues à l'osmose et qu'ils nomment *osmotoxicité* [5].

Une première série de recherches [6] les conduisent à donner les conclusions suivantes :

« 1° En solution *isotonique*, la toxicité vraie est inversement proportionnelle au volume de la dilution.

[1] *Zeit. f. klin. med.*, 1898, p. 53.

[2] *Soc. méd. de Berlin*, in *Semaine médicale* du 13 déc. 1899.

[3] *Société de biologie*, 1er juillet 1899.

[4] *Société de biologie*, 1er juillet 1899.

[5] « Pusqu'il s'agit non pas de toxicité, mais d'action physique », Lesné propose le terme d'*osmonocivité* que nous emploierons de préférence.

[6] *J. de phys. et path. gén.*, 15 mai 1899.

2° En solution *non isotonique*, la relation précédente est encore exacte, à condition que l'on opère sur des solutions ayant le même défaut d'isotonie par rapport à l'organisme examiné.

3° En solution *non isotonique*, la toxicité vraie d'une substance croît avec le défaut d'isotonie [1]. »

Dans un second mémoire [2], ils reviennent sur le même sujet et montrent les deux moyens de corriger l'osmonocivité.

Il faut : soit ramener l'urine à un point de concentration voisin de — 0,59, c'est-à-dire, ramener l'urine à l'isotonie avec le sérum du lapin, par dilution avec de l'eau distillée, ou par adjonction — cas rare — de NaCl.

Soit : effectuer la correction au moyen d'une formule et d'une table de valeurs déduites de leurs expériences.

Mais ces conclusions ne devaient pas être acceptées par tous les expérimentateurs.

L'on pouvait d'abord se demander, à priori, si la cause qui maintient constante la force hydrophile des hématies, quelle qu'elle fût (Hamburger, Heidenhain, Hédin), ne combattrait par l'osmonocivité de manière à compenser presque ses effets nuisibles.

En outre, Gley et Camus (*C. R.*, 31 janvier 1898) avaient démontré que le pouvoir globulicide de certaines humeurs est d'ordre chimique et n'a rien à voir avec les phénomènes d'osmose.

Mais des objections plus graves ne tardèrent pas à être faites.

Hallion et Carrion [3], tout en admettant l'utilité d'une correction, rejette la formule de Claude et Balthazard comme arbitrairement déduite d'expériences trop peu nombreuses.

Lesné, le premier, étudiant la toxicité des humeurs de l'orga-

1 Claude et Balthazard. *Comptes rendus de la Société de biologie*, 27 mai 1899, p. 430.

2 *S. de phys. et path. gén.*, 15 janv. 1900.

3 *Presse médicale*, 30 juin 1900.

nisme [1], constate qu'il n'y a pas de *relation constante* entre la toxicité et l'osmonocivité des urines.

Léon Bernard [2], à la suite de « sept expériences comparatives, faites avec des urines injectées en nature et ces mêmes urines ramenées au titre isotonique du sang du lapin en les diluant avec de l'eau distillée », établit que, non seulement les phénomènes d'osmose ne jouent pas un rôle exclusif dans les expériences de toxicité, mais que leur importance est accessoire et ne saurait vicier les résultats obtenus que dans des limites négligeables en clinique.

D'après ces deux auteurs, la troisième proposition de Claude et Balthazard se trouve donc infirmée, du moins dans son absolutisme.

Aux erreurs inconstantes et minimes dues à l'*osmonocivité*, convient-il maintenant de remédier ?

Lesné constate que les *dilutions* ayant pour but la correction par retour à l'isotonie ne peuvent qu'introduire des causes d'erreur.

Quant à la correction au moyen d'une formule, quelque large qu'elle soit, elle est à rejeter également à cause du nombre de facteurs de toxicité encore inconnus et qui, par cela même, ne peuvent pas entrer en ligne dans cette formule.

Suivant L. Bernard, également, la correction par dilution peut amener une erreur plus notable que celle qui relève de l'anisotonie du sang du lapin et de l'urine injectée [3].

Lesné et Bousquet [4] font en outre remarquer que Claude et Balthazard n'ont pas tenu compte de ce fait qu'une solution saline et une solution de substances organiques n'obéissent pas de la même façon aux lois de l'osmose.

La première ne suit pas du tout rigoureusement les lois osmotiques, surtout quand c'est NaCl qui est en solution.

[1] Th. de Paris, 1899.
[2] *Rev. méd.*, 10 févr. 1900
[3] *Rev. méd.*, février 1900.
[4] *Presse méd.*, 26 mai 1900.

Par suite de l'ionisation, les abaissements du point de congélation, c'est-à-dire, la concentration n'est pas exactement en raison inverse du degré de dilution.

Un volume V. d'urine congelant à t° ne congèlera pas à $\frac{t}{2}$ quand on l'aura par dilution amené à 2 V.

Une dernière objection, et capitale a été formulée par Quinton [1] contre la méthode de correction par dilution.

Elle repose sur ce fait que l'urine est une solution d'urée et vient expliquer les résultats des expériences de Lesné, Bousquet et L. Bernard, à savoir que la dilution peut être une source d'erreurs plus graves que l'osmonocivité.

En effet, dès 1889, de Vriès signala que les parois cellulaires ne sont pas hémiperméables vis-à-vis de l'*urée*.

Grijins [2] établit que vis-à-vis des globules sanguins une solution d'urée se comporte comme si l'urée n'y existait pas. Si la solution est une solution pure, les globules subissent l'hématolyse. Si la solution est une solution d'urée et de NaCl, la proportion de NaCl seule empêche ou favorise cette hématolyse.

Mais d'autre part, dans l'abaissement du point de congélation d'une urine, l'urée est un facteur important, puisque une solution pure à 1 p. 100 congèle à — 0,286 (Raoult) [3].

Il y a donc, dans le Δ d'une urine toute une partie de l'abaissement due à un corps, l'*urée*, qui n'a aucune action au point de vue de l'isotonie.

Une urine et un sérum ayant même Δ ne seront donc pas isotoniques.

Loin de corriger l'erreur due à l'osmonocivité, la dilution peut parfois l'accentuer. On peut s'en rendre compte par l'exemple suivant :

« Soit une urine congelant à — 1,18 et renfermant 20 gr. d'urée par litre. Pour la ramener au point de congélation du

[1] *Soc. de biol.*, 9 juin 1900.
[2] *Arch. f. Gesammt. Physiol.*, Bd XIII, p. 88; confirmée par HÉDON, *id.*, 1897.
[3] *C. R.* 1882, p. 1517.

sérum de lapin, il faut lui ajouter à peu près son poids d'eau. Le mélange congèle alors à — 0,59; il est donc isotonique, en apparence; mais sous son nouveau volume il contient alors environ 10 gr. d'urée par litre, c'est-à-dire une quantité d'urée qui compte pour 0,28 dans l'abaissement global du point de congélation. De telle sorte qu'au point de vue de l'hématolyse le chiffre cryoscopique qui mesure réellement la tension osmotique du mélange est donc (— 0,59) — (— 0,28) = — 0,31. »

Cette urine diluée est donc loin d'être réellement isotonique : elle est, au contraire, hématolysante.

La dilution a donc donné une correction *illusoire*.

De plus, avec sa concentration normale malgré qu'elle se traduisît par un Δ = — 1,18, l'urine prise pour exemple était presque isotonique. En effet, elle contenait par litre 20 gr. d'urée qui comptaient pour 0,572 dans l'abaissement global du point de congélation. En retranchant cette valeur de — 1,18 l'on obtient — 0,61, chiffre plus proche de 0,59, Δ_{ς} du lapin que — 0,31, Δ de l'urine soi-disant corrigée.

La dilution, dans ce cas, a donc accentué l'erreur existant avant la correction.

Le problème de l'osmonocivité, s'il existe, est donc infiniment plus complexe, surtout avec l'urine, que ne l'ont vu Claude et Balthazard. Après de nombreuses et méthodiques expériences, Bosc et Wedel [1] l'ont récemment mis au point.

Ils ont commencé par injecter des solutions de substances toxiques simples et de toxicités différentes pour en arriver enfin à des mélanges et à l'injection d'une urine artificielle.

Nous reproduisons leurs conclusions :

« I. — *Il n'y a pas de relation directe entre l'éloignement des solutions de leur état isotonique* (vers l'hypo ou l'hypertonie) *et leur degré de toxicité.*

[1] *Journ. Phys. et Path. gén.*, nov. 1900.

« II. — Le mélange de certains sels faiblement toxiques à un sel toxique diminue le degré de toxicité de ce dernier. La solution isotonique de NaCl est un type de ces solutions que l'on peut appeler atténuantes, de par leur non toxicité, leurs propriétés diurétiques et la dilution qu'elles font subir au corps toxique. *La proportion du sel atténuant pourra même empêcher la manifestation de toute toxicité, de sorte que l'on pourra commettre une erreur grave en ramenant un mélange hypertonique à l'isotonie.*

« III. — L'urée représente une classe de corps tantôt atténuants, tantôt toxiques, destructeurs ou non du globule rouge et, de plus, non aptes à l'isotonie, capables par suite de provoquer les plus sérieuses erreurs dans la mensuration de la toxicité d'une solution, *surtout dans le cas où l'on ramène son* **Δ** *global à l'isotonie.*

« IV. — Étant données les conclusions ci-dessus ; étant donné, d'autre part, que les toxicités des solutions hypo, iso ou hypertoniques sont très comparables, à condition que les **Δ** ne présentent pas un écart trop considérable, la *toxicité de l'urine devra être recherchée avec de l'urine injectée en nature.* »

§ 2. — Recherches sur la nutrition générale. — Molécule élaborée moyenne.

La façon dont se détruit l'albumine dans l'économie a amené le professeur Bouchard à établir cette règle : « Dans la nutrition parfaite, les molécules urinaires sont nombreuses et petites. »

Ceci se comprend puisque le dernier terme de désintégration de l'albumine est l'urée, dont le poids moléculaire = 60, celui de l'albumine étant 6,000. Plus les échanges nutritifs cellulaires auront donc été parfaits, plus la molécule d'albumine sera désintégrée, plus le poids des molécules élaborées se rapprochera de 60.

Ce poids doit néanmoins rester supérieur à 60. En effet, *tous* les corps organiques éliminés par l'urine, et dont le professeur Bouchard donne un tableau détaillé, ont un poids moléculaire supérieur à 60. L'acide oxyprotéique, dont la masse peut être de 1/10 de celle de l'urée, a même un poids moléculaire = 1,300.

C'est dans l'urine, naturellement, que sont rejetées ces molécules élaborées, et le professeur Bouchard s'adresse à la cryoscopie pour obtenir ce poids moléculaire. Mais, au lieu de le rechercher pour chaque molécule des corps différents, il considère une *molécule idéale*, molécule élaborée moyenne, qui « *résume comme en un symbole la moyenne des caractères des molécules dérivées de l'albumine et qui s'échappent par les urines.* »

La méthode consiste à rechercher d'abord le Δ global d'une urine. L'analyse chimique donne ensuite la teneur de l'urine examinée en *chlorure* et, s'il le faut, en *sucre* et en *albumine.*

Ce sont là les trois principales substances susceptibles d'abaisser le point de congélation et qui ne sont pas *élaborées* à proprement parler [1], mais qui n'ont fait que traverser l'organisme et ressortent après des dissociations plus ou moins complètes.

Le poids de ces substances étant connu, il est facile de calculer la part que chacune prend dans l'abaissement global du point de congélation.

Soit en effet une urine contenant n p. 100 de NaCl et m p. 100 de sucre ; nous savons d'autre part qu'une solution à 1 p. 100 de NaCl a un $\Delta = -0{,}6$, et qu'une solution à 1 p. 100 de sucre a un $\Delta = -0{,}092$ (Raoult).

En multipliant $-0{,}6 \times n$ et $-0{,}092 \times m$, et en additionnant ces deux quantités, l'on obtiendra la part qui revient à NaCl et au sucre dans l'abaissement du point de congélation.

[1] Le sucre existant en nature dans l'urine n'est pas élaboré. En effet le sucre qui peut provenir de la désintégration de l'albumine est éliminé sous forme de CO^2.

La correction pour l'albumine n'est même pas nécessaire, car en raison de son gros poids moléculaire, pour un poids donné de cette substance en solution il y a peu de molécules et par conséquent la valeur de l'abaissement de congélation dû à l'albumine est faible. C'est ainsi qu'une solution d'albumine à 1 p. 100 congèle à — 0,003.

En soustrayant de la valeur du Δ global les valeurs d'abaissement dues aux substances non élaborées, on obtient un nombre correspondant naturellement à l'abaissement du point de congélation dû aux substances élaborées.

Au moyen de la formule

$$M = \frac{P\,T}{\Delta},$$

où $T = 18{,}5$, chiffre constant pour les solutions de matières organiques dans l'eau, $P =$ le poids desdites substances dissoutes, et $\Delta =$ le point de congélation trouvé, l'on obtient facilement le poids de la molécule élaborée moyenne.

L'on pouvait objecter d'avance à cette méthode l'irréalité de la notion ainsi acquise. La molécule élaborée moyenne est, comme le dit lui-même le professeur Bouchard, un symbole, mais un symbole un peu vague.

Et, de fait, les chiffres trouvés ne donnent pas toujours des indications très précises.

Recherché d'abord sur 10 individus normaux, le poids de la *molécule élaborée moyenne* a été trouvé oscillant entre 84 et 68, avec une moyenne de 76,2.

83 autres recherches ont été effectuées sur des urines pathologiques, dont 30 venaient de malades fébricitants et 53 de malades apyrétiques.

Voici quels sont les résultats qui nous ont paru les plus nets. Les chiffres se sont toujours trouvés supérieurs à 60, poids moléculaire de l'urée, sauf dans un cas d'urémie qui a donné 53.

La *fièvre* ne paraît pas avoir d'action sur l'élévation du poids de la molécule élaborée moyenne.

4 cas de syphilis, même sans manifestation concomitante, donnent des poids moléculaires variant entre 123 et 104.

Les néphrites chroniques *sans urémie*, 91 à 102. « Il semble que, dans cet état morbide, tout ne se réduit pas à l'imperméabilité rénale, et qu'un trouble nutritif accumule dans le sang les grosses molécules qui sont aussi les molécules toxiques. »

La néphrite unie à la tuberculose pulmonaire donne un poids moléculaire énorme, 131 à 145.

Le rhumatisme articulaire aigu semble, au contraire, diminuer le poids de la molécule élaborée moyenne, puisque, dans deux cas, les valeurs trouvées sont 63 et 65.

Viennent enfin des observations uniques :

Purpura	138
Fièvre typhoïde (convalescence)	133
Hystérie	109
Maladie de Basedow	94
Goutte	90
Chlorose	84

Ces chiffres n'ont d'ailleurs encore fourni aucune indication précieuse à utiliser en clinique. Mais ils sont du moins d'une certaine netteté.

En dehors d'eux, les maladies examinées par le professeur Bouchard présentent une grande inconstance dans le poids de la molécule moyenne.

C'est ainsi que, dans 16 cas de tuberculose pulmonaire avec fièvre, les valeurs varient entre 77, qui est un chiffre rencontré chez l'individu sain, et 114.

8 cas de tuberculose pulmonaire sans fièvre donnent un poids de la molécule élaborée moyenne oscillant entre 65, chiffre inférieur à la moyenne normale, et 108.

Un ictère catarrhal donne 71, un autre 124. Le diabète varie entre 60 et 97.

Le foie, « qui a pour fonction de détourner vers l'intestin une très notable proportion du carbone de l'albumine, perd cette propriété dans un certain nombre de ses maladies et donne alors de grosses molécules urinaires ». Cela est vrai pour le *cancer du foie* qui donne 108 et 118, mais non pour la *cirrhose :* 75 et 67.

Les troubles de la fonction respiratoire augmentent très notablement le poids... Un cas *d'asthme* donne en effet 104 ; *l'emphysème*, 115 et 95 ; mais la *congestion pulmonaire*, 107 et 77,69.

N'y a-t-il pas, pour expliquer de pareilles divergences, des raisons que les faits cliniques nous apprendraient ? Nous ne pouvons le savoir, puisque dans le *Traité de pathologie générale* dans les *Comptes rendus de l'Académie des sciences*, les cas examinés ne sont désignés que par un diagnostic simple, sans observation.

La *molécule élaborée moyenne* nous semble donc un symbole intéressant à analyser, malgré que son étude ne donne que des résultats imprécis, et dont l'utilisation en clinique est encore impossible.

Le professeur Bouchard a également cherché à calculer la toxicité de la molécule élaborée moyenne. Mais ici, de l'aveu même de l'auteur, les résultats cliniques sont peu concluants et les exposer serait d'ailleurs sortir du cadre de cet ouvrage.

§ 3. — Recherches cliniques proprement dites.

A. — Cryoscopie du sang

Les travaux de von Koranyi ont les premiers mis en lumière l'importance que pouvait prendre la connaissance du point de congélation du sérum sanguin au point de vue clinique [1].

[1] Le point Δ du sérum et le point Δ du sang sont assez proches l'un de l'autre pour qu'on puisse les considérer indifféremment.

Von Koranyi et, après lui, bien d'autres auteurs (Bousquet, L. Bernard) ont recueilli le sang au moyen de ventouses scarifiées. On a reproché à ce procédé

Des nombreuses recherches pratiquées par lui, v. Koranyi tire les conclusions suivantes :

1° Dans les *anémies*, dans les *affections fébriles*, qui n'entravent pas considérablement la respiration (chlorose, tuberculose, cachexies diverses) l'on constate une diminution de la valeur de l'abaissement de congélation : Δ est plus petit que — 0,56.

Dans les anémies, l'abaissement du Δ sanguin est faible.

Comme en même temps la teneur en NaCl du sérum est augmentée ou au moins normale, le quotient $\frac{\delta}{\mu}$ est toujours petit [1].

La *fièvre typhoïde* a donné à Kovacz les chiffres suivants :

— 0,52, — 0,53 — 0,55

avec une teneur du sérum en NaCl à peu près normale.

Ces chiffres sont tout à fait en désaccord avec ceux qu'a publiés Waldvogel [2] dans un travail récent. Cet auteur a fait ses déterminations sur du sang veineux. Sur 24 cas de fièvre typhoïde, il n'a trouvé qu'une fois un sérum hypotonique à la normale.

Dans les autres cas le Δ a atteint jusqu'à : — 1,68, — 1,28.

Pensant que cette élévation du sérum était presque constante; qu'elle ne relevait ni d'une lésion rénale ni de l'épaississement du sang, ni de la rétention des chlorures, Waldvogel l'attribue à la présence, dans le sang, de l'antitoxine typhique.

de donner un sang ayant un point de congélation plus bas que celui du sang des vaisseaux.

Ce fait est exact. Von Koranyi (*D. Arch. f. klin. Med.*, 1900, p. 424) reconnaît que le sérum ainsi obtenu présente une majoration de son point de congélation égale à 0,02, 0,03 et même une fois à 0,13 (?). Mais, pour cet auteur, cette concentration moléculaire anormale est due à la présence d'un excès de CO^2. Et le passage d'un courant d'O au travers du sang pendant 5' suffit à faire disparaître la différence. Il cite des chiffres qui indiquent, en effet, qu'une correction est possible ; mais il ne compare pas le chiffre corrigé à la valeur du Δ du même sang tiré directement d'un vaisseau sanguin. De sorte qu'il reste encore un doute sur la valeur de la correction. Nous croyons, en tout cas, qu'il est le seul à avoir employé cette précaution.

[1] Kovacz, cité in Koranyi. δ = point de congélation du sérum ; μ = taux du sérum au NaCl.

[2] *Deutsch. med. Wochenschrift*, 1900, n° 46, p. 735.

De telle sorte que le pronostic de la fièvre typhoïde est, selon lui, en rapport avec l'existence de l'élévation du point cryoscopique du sérum :

« Si, dans un cas donné de fièvre typhoïde, le point cryoscopique dépasse peu la normale et est situé au-dessous de 0,70, le pronostic devient très grave. »

Ces résultats peuvent a priori sembler étonnants. La constance du point de congélation du sang n'est en général troublée que de quelques dixièmes de degré. Or, par suite de la présence de l'antitoxine typhique dans le sang, la concentration moléculaire atteindrait le triple de sa valeur — 1,68 !

Or, O. Rumpel[1] a relevé des fautes de technique dans la méthode employée par Waldvogel. Il a prouvé que les dilutions de sérum faites par cet auteur faussaient complètement les résultats. En outre, il donne l'analyse de 11 cas où le sérum, examiné à sa dilution normale, donna un point de congélation normal, variant de — 0,56 à — 0,57, malgré que la fièvre atteignît 40 (Δ = — 0,56) et 41 (Δ = — 0,56).

Ces chiffres se rapprochent de ceux de Claude et Balthazard.

Von Koranyi, d'ailleurs, signalait des exceptions à la règle exposée plus haut.

Si l'épithélium rénal est fortement atteint, comme ce peut être le cas dans la chlorose, le Δ sanguin peut atteindre des valeurs supérieures à — 0,56.

Dans la malaria, également, le Δ sanguin est élevé, de même que la teneur en sel. Le minimum de ces deux valeurs s'observe au moment même du paroxysme :

Avant l'accès	— 0,62
Paroxysme	— 0,59
Après l'accès	— 0,58

2° Dans les *affections qui entravent les fonctions du pou-*

[1] O. Rumpel *Münchener med. Wochenschrift*, 5 février 1901, p. 223.

mon et des reins, l'abaissement de congélation du sérum est au contraire plus marqué : Δ > — 0, 56.

Nous comprenons aisément ceci, si nous nous rappelons d'une part que la présence de CO^2 dans le sang élève la pression osmotique de celui-ci ; d'autre part, que le rein fait perdre au sang plus de molécules solides que d'eau.

Au cas où l'augmentation de la pression osmotique *est due à une insuffisance respiratoire pure*, elle disparaîtra totalement si l'on fait passer au travers du sang, in vitro, un courant d'oxygène.

Cette correction *ne pourra s'effectuer* en cas d'augmentation de la pression osmotique due à l'*insuffisance rénale seule.*

Enfin, si ce sont des *altérations* des fonctions *rénales et pulmonaires* qui ont causé l'accroissement de la concentration moléculaire du sérum, le passage d'O dans le sang *abaissera* le Δ sanguin, *sans* toutefois le *ramener à la normale.*

Cette élévation du Δ sanguin et la façon de reconnaître si elle est due aux poumons ou aux reins peut être, en clinique, le point de départ d'indications précieuses.

α. *Au point de vue thérapeutique :* Si, en effet, *in vitro,* l'oxygène exerce une action dépressive sur le Δ, les inhalations de ce gaz peuvent être utilement faites au malade.

β. *Au point de vue du diagnostic* entre la *fièvre typhoïde* et la *pneumonie :* Lorsque le diagnostic est hésitant, l'élévation du Δ sanguin qui cédera à un courant d'O doit plutôt faire penser à l'affection pulmonaire qu'à l'infection dothiénentérique.

γ. Au point de vue du *diagnostic* et du *traitement* dans les *affections rénales :* L'on peut en effet être certain que l'élévation du Δ du sérum est bien due au rein, dans deux conditions : d'abord, si cette élévation persiste, même après le passage d'un courant d'O ; ensuite, si le malade est à un régime normal et non très riche en albuminoïdes [1].

[1] V. KORANYI en effet, à la suite d'expériences sur des lapins, a trouvé que, en cas d'insuffisance rénale, l'influence de l'alimentation avait une grande importance dans l'abaissement du point de congélation du sang.

Nous avons vu d'autre part qu'un seul rein sain suffisait à maintenir le Δ = — 0,56.

Donc l'augmentation du **Δ** du sérum, par exemple **Δ** = — 0,57, — 0,58 indique que les *deux reins ne fonctionnent pas bien*[1].

Mais cette règle ne veut pas dire que les deux reins sont nécessairement *anatomiquement* atteints.

Car si la fonction rénale peut être troublée *directement* par une affection de l'organe lui-même, elle peut l'être aussi *indirectement* par suite de perturbations de la *circulation générale.*

Ces troubles circulatoires peuvent être *généraux* ou *locaux.*

Les premiers sont dus aux *affections cardiaques.*

Les seconds peuvent consister :

1° En une élévation notable de la pression sanguine intra-abdominale due à une tumeur du pancréas, de la rate, des ganglions rétro-péritonéaux, etc., et naturellement aussi par une tumeur rénale unilatérale;

2° En une *ischémie* réflexe passagère se produisant au moment des crises douloureuses violentes de la *colique néphrétique* ou même du néoplasme du rein[2].

Le Δ du sang dépendrait alors en première ligne de la quantité d'hydrate de carbone que l'on fournit à l'organisme (*Berliner Klinische Wochenschrift*, 1899, p. 98).

Cette influence peut être utilement employée chez un malade par exemple où l'élévation anormale est très minime et ne permet que de concevoir des doutes sur le défaut d'intégrité du rein. Un tel malade soumis à un régime alimentaire riche en albuminoïdes présentera une anomalie plus manifeste dans la valeur de son Δ s'il a réellement de l'insuffisance rénale. C'est un procédé analogue à celui qu'ont suivi Achard et Weil pour déceler la présence d'une insuffisance hépatique chez les diabétiques latents.

[1] Nous devons dire ici que des variations aussi minimes (1 ou 2 centièmes de degré) ne nous paraissent pas suffisantes pour établir un diagnostic de lésion rénale. La certitude commence avec — 0,59 — 0,60.

[2] Obs. de v. Koranyi, in *Pester Med.-Chir. Presse*, 1898, n° 52.

1er Cas. *Col. néphr.* Δ du sang pendant l'accès douloureux = — 0,76.
Quelques jours après = — 0,57.

2e Cas. *Néopl. rénal douloureux* : pendant le paroxysme douloureux, Δ = — 0,69 ; un jour où les douleurs n'existent pas, Δ = — 0,58.

De ces considérations il est donc bien établi que si l'élévation du Δ du sérum indique que les *deux* reins, collectivement, ne fonctionnent pas bien, cela ne veut pas dire qu'ils sont *tous les deux anatomiquement* lésés.

Cette remarque est d'une grande importance au point de vue chirurgical.

Dans le cas, en effet, où les méthodes d'investigation clinique ordinaires ont permis de diagnostiquer une affection chirurgicale unilatérale du rein, la valeur du Δ du sérum peut renseigner sur l'état de l'autre rein et, par suite, donner une contre-indication à une opération.

Car, si l'on n'est en présence ni d'une tumeur volumineuse capable de provoquer des troubles circulatoires, ni d'une colique néphrétique ou d'une affection douloureuse paroxystique (ou si l'on recueille le sang en dehors des paroxysmes), *l'élévation du Δ sérum* démontre que l'*autre rein est malade*, ou ne *suffit pas à la suppléance*, ou bien encore que *la suppléance commence seulement à s'organiser.*

Dans le premier cas, l'extirpation du rein sûrement malade semble contre-indiquée ; dans les deux autres cas, il faut attendre jusqu'à ce que la suppléance fonctionne bien et que le Δ du sérum soit revenu à = — 0,56.

Tout ce qui précède peut ainsi se résumer :

L'élévation du Δ du sérum qui ne cède pas complètement au passage au travers du sang, in vitro, d'un courant d'O, indique une insuffisance rénale.

Celle-ci peut être le résultat :

1° D'une lésion rénale anatomique *bilatérale ;*

2° — — *unilatérale,* le défaut de compensation du rein sain venant de troubles circulatoires locaux dus au volume ou à la douleur de la lésion du rein malade ;

3° De troubles circulatoires dus à des causes extra-rénales :

Cœur,

Tumeurs abdominales.

Tels sont les résultats que v. Koranyi a tirés de la connaissance du Δ du sérum *seul*.

Kümmel[1] se montre encore plus radical : pour lui, l'on ne doit jamais pratiquer de néphrectomie si le Δ du sang est égal ou inférieur à — 0,60.

Bousquet[2] conclut de ses recherches dans le même sens que Koranyi.

« Chez les cardiaques cyanotiques, chez tous les sujets atteints d'une lésion rénale, la tension osmotique du sérum sanguin est augmentée. »

La cryoscopie lui fait également voir que, en cas d'*ictus* simple, sans artério-sclérose généralisée et néphrite interstitielle, le Δ du sérum est élevé.

Cinq cas lui donnent :

— 0,61, — 0,59, — 0,71, — 0,58, — 0,56.

Cette hyperosmose du sérum lui semble due autant à la partie minérale qu'à la partie organique.

Dans l'éclampsie, le même auteur trouve

— 0,61, — 0,60, — 0,62.

Le sang était recueilli par saignée.

Un cardiaque hépatique avec ictère, anurie, sans albumine, donne — 0,585.

Un malade atteint de chorio-rétinite probablement syphilitique, — 0,59.

Les recherches de Senator[3] établissent aussi que le Δ du sang est plus élevé que la normale dans les maladies du cœur non compensées. Cet auteur confirme donc les faits observés par Koranyi.

1 *XIIIe congrès de médecine*, 1900, sect. de chir. urinaire.

2 Thèse de Paris, 1899.

3 *Deutsche medicinische Wochenschrift*, 12 janvier 1900.

Lindemann[1], à la fin de son travail sur la concentration de l'urine et du sang dans les maladies du rein, émet une théorie de l'urémie, basée sur la concentration moléculaire du sérum.

Des chiffres trouvés par lui[2], il déduit que « en cas de néphrite la concentration du sérum sanguin reste normale, à moins qu'il n'existe des phénomènes urémiques ».

1° Néphrite chronique parenchymateuse sans urémie...	Δ = — 0,56
2° — — — ...	Δ = — 0,55
3° — — — ...	Δ = — 0,58
4° Néphrite aiguë parenchymateuse — ...	Δ = — 0,54
5° Sclérose rénale secondaire. Urémie accentuée........	Δ = — 0,70
— même malade. — atténuée........	Δ = — 0,65
6° Néphrite parench. aiguë, quelques sympt. urémiques.	Δ = — 0,60
7° — — chronique. Convul. urém. vomiss.	Δ = — 0,68
8° Pyélite et néphrite interstitielle. Urémie............	Δ = — 0,65
9° Néphrite parench. aiguë. Urémie intense. Convuls..	Δ = — 0,70

Ces chiffres conduisent évidemment aux conclusions de Lindemann, et il n'est pas sans intérêt de constater avec cet auteur que les phénomènes survenant après l'injection de grandes quantités de solutions salées dans le courant sanguin sont identiques à ceux de l'urémie, et qu'ils surviennent en même temps que l'augmentation de la concentration du sang, dès que l'élimination des substances accumulées dans celui-ci ne peut plus s'effectuer.

La pression osmotique trop considérable du sang servant à expliquer la plupart des troubles constatés dans l'urémie, est une vue très simple.

Malheureusement, les chiffres cités plus haut sont en contradiction avec ceux d'autres auteurs.

V. Koranyi[3] donne des chiffres tout à fait différents et d'où il appert que les cas de lésions rénales sans urémie peuvent très bien donner un **Δ** du sérum = — 0,74, tandis que des cas

[1] *D. Arch. f. klin. Medicin.*, 1900, vol. 65, p. 80.
[2] *Loc. cit.*, p. 61.
[3] *D. Arch. f. klin. Med.*, 1900, p. 425.

compliqués d'urémie ne donneront au contraire que — 0,59, — 0,49, tout en donnant également 0,70.

Senator[1] avait déjà indiqué que les faits cités comme corrélatifs par Lindemann étaient tout à fait indépendants. Néanmoins, il dit avoir toujours trouvé une concentration moléculaire sanguine très élévée chez les urémiques[2].

Léon Bernard pense que l'élévation de Δ du sérum sanguin est en rapport, du moins en cas de néphrite, avec l'imperméabilité rénale. Dans les néphrites interstitielles, où ce trouble fonctionnel est constant, l'abaissement du point de congélation du sérum est toujours plus considérable qu'à l'état normal, qu'il existe ou non des symptômes urémiques. Au contraire, la néphrite parenchymateuse chronique dans sa première période, avant le développement de la sclérose secondaire, est caractérisée par un chiffre normal, ou plus souvent plus faible que normalement, de Δ du sérum sanguin[3]. Et pourtant, dans ce cas, il peut exister des phénomènes cliniques appartenant au cortège symptomatique de l'urémie. Il en résulte, d'après cet auteur, que l'étude du Δ du sérum sanguin, envisagé isolément, ne peut donner d'indication certaine ni sur le diagnostic de néphrite, — puisqu'il existe des néphrites avec Δ faible, — ni sur le pronostic, puisque dans les mêmes conditions on peut observer des phénomènes urémiques graves. Le Δ du sérum sanguin ne renseigne que sur un seul des troubles fonctionnels dépendant des néphrites, à savoir : l'imperméabilité rénale. Et L. Bernard pense, comme nous le verrons plus loin, que ce

[1] *Berl. Med. Gesellsch.*, 1899, 21 juin, cité par Koranyi.

[2] *Deutsche med. Wochenschrift*, 18 janv. 1900.

[3] L. Bernard. *Presse médicale*, 5 sept. 1900.

Néphrite parenchymateuse chronique à grands œdèmes et albuminurie abondante Δ du sérum = — 0,45.

Tuberculose pulmonaire ; néphrite parenchymateuse : Δ du sérum = — 0,53.

Tuberculose pulmonaire ; néphrite parenchymateuse : Δ du sérum = — 0,54.

Tuberculose pulmonaire ; néphrite parenchymateuse avec œdèmes et albuminurie Δ = — 0,53.

trouble n'est ni constant, ni exclusif, parmi tous ceux qui commandent le diagnostic et le pronostic de ces affections.

Cryoscopie du sang dans le diabète. — Bousquet donne une détermination $\Delta_\varsigma = 0,59$.

Senator [1] a toujours trouvé (5 cas) le Δ du sang plus élevé :

— 0,57, — 0,612, — 0,576, — 0,60, — 0,57.

Il attribue cette augmentation, sans affirmation absolue, soit à la teneur du sang en sucre, soit à un peu d'insuffisance rénale ou de faiblesse myocardique, soit encore à de l'acétonémie, comme Koranyi l'a prouvé [2].

B. — Cryoscopie des urines

§ 1. — Exposé des méthodes.

La cryoscopie des urines a permis d'obtenir des résultats beaucoup plus précis que la cryoscopie du sang.

Mais le Δ urinaire normal est loin de présenter la même fixité que le Δ du sérum. Sa *valeur* seule *ne doit donc pas être capable de renseigner*, et nous nous trouverons, avec chaque auteur, en présence de méthodes différentes. Toutes ont été attaquées et discutées, mais toutes ont néanmoins donné des résultats intéressants.

Ces formules sont basées sur la comparaison du Δ urinaire avec une autre valeur prise soit en dehors de l'urine, soit dans l'urine elle-même.

Dreser, le premier qui se soit occupé de la cryoscopie des humeurs au point de vue physio-pathologique, compare le Δ du sérum au Δ_υ.

[1] *Deut. med. Wochenschrift*, 18 janv. 1900.
[2] In Koranyi. *Berl. klin. Wochenschrift*, 1899, n° 5.

Il démontre que la différence entre le Δ de l'urine et le Δ du sérum est en rapport avec l'activité du rein.

Antérieurement aux idées émises par von Koranyi, il établit en effet que la sécrétion de l'eau urinaire est réglée par deux fonctions antagonistes : l'une, au niveau du glomérule, a une force égale à la pression d'une colonne d'eau de 49^{m} de hauteur ; l'autre, la force de résorption, est dix fois supérieure.

De l'antagonisme de ces deux fonctions dépend la concentration urinaire ; celle-ci peut donc servir à mesurer le travail effectué par le rein.

Mais cette force osmotique du rein exprimée en unités du système centimètre-gramme-seconde a une valeur qui, pour vingt-quatre heures, varie de 70 à 240 kg.

Cette oscillation est vraiment trop importante pour que des indications utiles puissent en être tirées en clinique.

Von **Koranyi** le premier donne la voie à suivre pratiquement.

La richesse en molécules — la *diurèse moléculaire* — traduit l'activité rénale. Comment apprécier d'une façon précise les variations qu'elle peut subir ?

D'après les recherches chimiques de Trauszk et Preiser [1], l'on peut déduire que la teneur en azote de l'urine ne renseigne pas exactement sur la concentration moléculaire de celle-ci.

Car, suivant la plus ou moins parfaite désintégration de l'albumine, les molécules achlorées sont individuellement plus ou moins riches en azote. La quantité totale d'Az ne renseigne donc pas sur le nombre de ces molécules.

D'après les travaux des mêmes auteurs, il semble en outre que le nombre des molécules azotées varie suivant la quantité de NaCl dont l'organisme dispose pour l'élimination. « Le sel accentue, pour ainsi parler, la désintégration de la molécule albumine [2]. »

[1] Cit. in Koranyi. *Loc. cit.*

[2] L. *cit.* in Lindemann.

Ces considérations poussent von Koranyi à laisser complètement de côté les molécules azotées pour ne considérer que les molécules chlorurées et établir d'après elles ses formules de recherche.

La théorie de la sécrétion rénale, nous l'avons vu déjà, reposait en partie sur l'élimination et la résorption des chlorures.

Il calcule l' « *équivalent en sel* des substances dissoutes dans l'urine ».

Soit Δ le point de congélation d'une solution donnée. Le point de congélation d'une solution de NaCl à 1 p. 100 est — 0,613 (Dreser), Δ serait donc le point de congélation d'une solution de sel à $\frac{\Delta}{0,613}$ p. 100. En d'autres termes, la solution examinée et la solution saline à $\frac{0,613}{\Delta}$ p. 100 seraient équimoléculaires : le même volume des deux solutions contiendrait le même nombre de molécules dissoutes.

Soit x^{cm3} le volume de l'humeur examinée ; d'après ce que nous venons de dire x^{cm3} d'une solution saline à $\frac{\Delta}{0.613}$ p. 100 contiendront le même nombre de molécules dissoutes que la solution examinée. Or x^{cm3} d'une solution à $\frac{\Delta}{0,613}$ contient $\frac{\Delta x}{61,3}$ grammes de sel. $\frac{\Delta x}{61.3}$ est donc l'*équivalent en sel* des substances dissoutes dans la solution examinée.

Cette valeur, que von Koranyi exprime par a dans des formules plus compliquées, lui donne le taux de la *diurèse moléculaire* et, par suite, lui facilite la mesure de l'activité rénale.

Mais a est sujet, dans l'urine normale, à des variations trop considérables encore — de 35 à 45 — pour que sa connaissance seule renseigne de façon précise [1].

$\frac{\Delta}{\textbf{NaCl}}$ von Koranyi examine alors quel rapport existe entre la concentration totale de l'urine exprimée par Δ et sa richesse en NaCl.

$\frac{}{\text{Taux p. 0/0 en NaCl}}$ ou $\frac{\Delta}{\text{NaCl}}$ lui apparaît d'une importance considérable, tant en physiologie expérimentale que normale ou pathologique. L'on peut en effet en quelques mots résumer les recherches du professeur de Budapest.

Lorsque l'urine séjourne longtemps dans les canaux contournés, par suite de stase rénale (mal. de cœur, travail musculaire actif

[1] *Oligurie moléculaire* quand à < 30. *Polyurie moléculaire* quand à > 50.

qui ralentit la circulation rénale), l'urine rendue est pauvre en NaCl : $\frac{\Delta}{NaCl}$ tend à atteindre une valeur élevée. Pour Koranyi, les *échanges moléculaires* au niveau des tubuli se sont prolongés, l'urine coulant moins vite.

Dans les cas contraires (polyurie, digitale), l'urine sécrétée reste riche en NaCl : $\frac{\Delta}{NaCl}$ tend vers des valeurs peu élevées.

Or, sur 30 cas normaux examinés, $\frac{\Delta}{NaCl} = f$ a varié entre 1,23 et 1,69.

Cette fixité relative a guidé le choix définitif de von Koranyi.

En outre, Fisch et Kovacs ont noté des modifications de $\frac{\Delta}{NaCl}$ au cours d'une période de vingt-quatre heures. Ce rapport atteint son maximum pendant la nuit. Ces modifications ne se font pas parallèlement à des modifications analogues de la teneur en sel du sérum sanguin.

L'on ne peut, en second lieu, les rapporter aux changements produits dans la composition chimique des humeurs par l'alimentation, puisqu'elles ont été observées chez Succi, le jeûneur célèbre.

L'on peut donc admettre que ces oscillations dans la valeur de $\frac{\Delta}{NaCl}$ traduisent des modifications dans la vitesse de la circulation.

Mais si ce rapport peut facilement renseigner sur l'*activité circulatoire* de l'urine et par suite du sang, il ne doit pas être pris comme mesure de l'*intégrité épithéliale*. L'on conçoit en effet qu'en cas où les cellules des *tubuli contorti* sont altérées ou détruites, les phénomènes de l'échange moléculaire puissent être singulièrement modifiés.

De fait, il est des cas où la filtration glomérulaire étant plus active que l'échange moléculaire, malgré la stagnation urinaire, Δ croît moins vite que NaCl.

$\frac{\Delta}{NaCl}$ ne doit donc être considéré qu'autant que le rein est *sain*. Ce fait restreint singulièrement la portée de cette valeur.

En outre, il convient de noter le régime alimentaire auquel est soumis le sujet dont on examine les urines, comme nous avons vu plus haut qu'on devait le faire pour le sang.

C'est ainsi que Lesné et Prosper Merklen [1] recherchant les valeurs de $\frac{\Delta}{NaCl}$ chez le nourrisson bien portant, ont trouvé les chiffres énormes de 3,22 pendant le premier mois de la vie, et 4,47 au cours du second.

Ces faits tiennent à la très faible teneur des urines en chlorures, faible teneur due à l'absence d'alimentation chlorurée.

Lindemann [2] a vivement combattu les formules de von Koranyi.

Il ne nous semble pas qu'il l'ait fait avec avantage puisque, au demeurant, ses travaux confirment dans les grandes lignes ceux du professeur de Budapest.

Tout d'abord il réduit à l'absurde, mathématiquement, la formule qui indique les variations parallèles de la teneur du sérum et de l'urine en NaCl.

Il nous semble qu'il faut se défier, en physiologie expérimentale, des artifices de calcul algébrique. Arriver à supprimer tout un facteur dans une formule, parce que *à la limite* il est égal à 0, est une manœuvre autorisée en algèbre où l'on considère des quantités abstraites ; mais lorsqu'une formule traduit un *fait physiologique*, on ne peut pas, croyons-nous, l'*éliminer* par aucune méthode. Il est alors plus simple de ne pas expérimenter.

Lindemann ajoute encore que les valeurs par lui trouvées pour $\frac{\Delta}{NaCl}$ s'écartent beaucoup des chiffres donnés par Koranyi, puisqu'elles varient de 1,47 à 9,74.

Koranyi a répondu à ces critiques en faisant observer que les urines qu'il examina contenaient toujours plus de sel que celles de Lindemann. La moyenne est de 10 à 15 p. 1000, tandis que les chiffres donnés dans le travail de Lindemann varient de 0,81 à 5,60. Où réside la cause de cette teneur très

[1] *Soc. biol.*, 20 avril 1901.

[2] *D. Arch. f. Klin. med.*, 1900, p. 1.

minime en chlorure? Dans l'alimentation, le genre de vie, ou même dans l'état de santé ? Ces urines examinées par Lindemann étaient-elles bien urines normales, et non pas *urines d'inanition* ?

Quoi qu'il en soit, Lindemann rejette donc absolument $\frac{\Delta}{NaCl}$ comme trop exclusif (ne tenant pas compte de Az), et incertain.

Le rapport $\frac{\Delta}{Az}$ ne lui paraît pas meilleur.

Il remplace ces formules par deux autres notions qui n'ont d'ailleurs rien de nouveau :

1° Δ pur et simple, associé à la quantité des urines émises en vingt-quatre heures ;

2° L'équivalent, en sel marin, des substances dissoutes dans l'urine, mais calculé en volume et non plus en poids comme von Koranyi l'avait fait.

Il cherche à quelle quantité d'une solution de NaCl à 1 p. 100 correspond le volume d'urine rendu, au point de vue du nombre des molécules.

La détermination du Δ de l'urine associée à l'évaluation de la quantité des urines rendues nous permet de tirer une conclusion sur la quantité des substances éliminées. Si nous prenons comme point de comparaison une solution à 1 p. 100 de NaCl dont le $\Delta = 0,613$, une simple proportion nous permet de calculer la quantité de cette solution équimoléculaire à la quantité d'urine éliminée.

Nous avons $\frac{X}{M} = \frac{\Delta}{0,613}$ ou $X = \frac{M\Delta}{0,613}$ cc. ou $= \frac{M\Delta}{613}$ litres.

Ce nombre se trouve être dix fois supérieur à l'équivalent en sel marin de von Koranyi.

Lindemann le choisit parce qu'à son point de vue « il permet d'acquérir des notions plus nettes ».

Mais il reconnaît d'ailleurs, lui-même, que les variations de ce rapport X « sont assez notables », et que « l'on ne peut pas donner de valeur moyenne à cause du poids du corps, de l'alimentation, de l'état de la nutrition qui exercent une influence considérable ». Et ces variations s'observent même si l'on prend l'urine des vingt-quatre heures, précaution indispensable.

Ici encore les résultats obtenus nous montreront que la méthode de recherche de Lindemann, n'est pas suffisamment précise.

Senator [1], comme Lindemann ne trouve pas que le rapport urinaire $\frac{\Delta}{NaCl}$ offre une constance particulière suffisante pour servir de base aux recherches. Il a trouvé comme limite à cette valeur — 0,98 et — 1,83.

Mais ses observations confirment celles de von Koranyi quant à l'équivalent en sel des substances éliminées. Cette quantité est sujette normalement à de trop grandes variations.

Claude et **Balthazard** adoptent complètement la théorie de l'échange moléculaire émise par von Koranyi, comme nous l'avons vu plus haut (v. p. 63).

Ils déterminent le point Δ de l'urine des vingt-quatre heures.

Par convention et pour simplifier les calculs, ils considèrent que ce chiffre exprime le nombre de molécules contenu dans 1 centim. cube d'urine.

En multipliant Δ par le volume total des urines des vingt-quatre heures V, on obtient la quantité de molécules solides filtrées au niveau du rein durant ce laps de temps. Si l'on divise ce terme Δ V par le poids P. de l'individu, l'on obtient la quantité de molécules éliminées par l'unité de poids du sujet, c'est-à-dire une quantité comparable d'un cas à un autre. Cette formule $\frac{\Delta V}{P}$ est ce qu'ils appellent la *diurèse moléculaire totale*. C'est le nombre des molécules solides excrétées en vingt-quatre heures au niveau du rein par 1 kilogr. du sujet.

Or, d'après la théorie de von Koranyi le nombre de molécules dissoutes ne change pas au cours du trajet intra-tubulaire du liquide filtré au niveau du glomérule, puisque pour chaque molécule élaborée, achlorurée ajoutée par l'épithélium à ce liquide, il en part une chlorurée venue du glomérule (échange moléculaire).

Donc le chiffre global des molécules de l'urine représente la quantité des molécules filtrées au niveau du glomérule ; donc le terme $\frac{\Delta V}{P}$ *mesure l'activité de la fonction glomérulaire.* Ses variations sont fonction des modifications de cette activité, qui dépend elle-même soit de troubles de la circulation sanguine, soit de lésions du glomérule.

Si maintenant l'on veut connaître l'activité de l'épithélium rénal, il suffira de savoir la part qui revient aux molécules élaborées dans les chiffres déjà connus.

Pour cela, on dose le NaCl de l'urine. On sait que le Δ d'une solution de NaCl à 1 p. 100 est — 0,61.

Si l'urine contient m p. 100 de NaCl, ce chlorure de sodium intervient dans l'abaissement du point de congélation global pour $m \times 0{,}61$. Ainsi, le dernier terme représente la part des molécules chlorurées dans la constitution du Δ global. Si on le soustrait de ce Δ, on obtiendra la part des molécules non chlorurées, c'est-à-dire des molécules élaborées, valeurs que les auteurs désignent par δ. Ce raisonnement s'exprime par la formule $\Delta - (m \times 0{,}61) = \delta$.

Si l'on applique maintenant aux molécules élaborées les mêmes considérations qu'à la totalité des molécules éliminées, on constitue une valeur $\frac{\delta V}{P}$ qui *représente pour vingt-quatre heures* et pour l'unité de poids du corps, *la quantité de molécules élaborées* par l'individu au niveau des *épithéliums rénaux.*

En outre, il est facile de comprendre que s'il y a une diminution des échanges moléculaires au niveau des épithéliums rénaux, δ diminuera par rapport à Δ, et inversement il augmentera s'il y a une augmentation des échanges.

Donc le rapport $\frac{\Delta}{\delta}$ augmentera proportionnellement à la diminution des échanges moléculaires au niveau des épithéliums.

Aussi cette troisième valeur $\frac{\Delta}{\delta}$ *mesure l'activité des épithéliums rénaux.*

A l'état normal, $\frac{\Delta V}{P}$ oscille entre 3,000 et 4,000,

$\frac{\delta V}{P}$ oscille entre 2,000 et 2,500.

Claude et Balthazard ont vérifié par l'examen d'un certain nombre d'urines venant de reins sains qu'il existe à l'état normal un certain parallélisme entre $\frac{\Delta V}{P}$ et $\frac{\Delta}{\delta}$.

Ils ont donc construit une table des valeurs numériques correspondant à ces deux termes dans leurs variations proportionnelles, lorsque le rein est sain.

Physiologiquement, ces valeurs sont modifiées par la diète lactée, le repos au lit qui diminuent la quantité de molécules élaborées; par l'ingestion de quantités exagérées de NaCl qui augmente l'excrétion des molécules chlorurées et par suite diminue δ.

A l'état pathologique, lorsqu'on a déterminé $\frac{\Delta V}{P}$, on se reporte à la table pour y lire le chiffre de $\frac{\Delta}{\delta}$ qui devrait correspondre à cette valeur de $\frac{\Delta V}{P}$ à l'état normal. Si ce chiffre est moins élevé que celui qu'on a obtenu dans le cas examiné, on en conclut que l'activité des épithéliums est diminuée, qu'il y a *imperméabilité épithéliale* et vice versa.

Au moyen des valeurs observées pour $\frac{\Delta V}{P}$, $\frac{\delta V}{P}$ et $\frac{\Delta}{\delta}$ au cours d'une maladie quelconque, Claude et Balthazard établissent un *graphique* du cas examiné.

Ils ont pu ainsi obtenir des *courbes* dont l'aspect est plus ou moins caractéristique de chaque affection, comme nous le verrons plus loin.

Léon Bernard. — Toutes les méthodes jusqu'ici passées en revue sont basées sur la théorie de von Koranyi.

Pour L. Bernard, ces données théoriques n'ont pas jusqu'à présent un caractère suffisamment définitif pour que les valeurs tirées de l'examen des urines, envisagées isolément, puissent servir de mesure exacte de la fonction du rein.

En effet, partant de ce point de vue que la composition de l'urine ne dépend pas seulement de l'état organique et fonctionnel du rein, mais encore de la composition du sang qui se présente devant le rein, il cherche, en dehors de l'urine, une valeur qui puisse témoigner de ce qui, dans les modifications pathologiques de cette urine, revient au rein malade.

Dans les lésions unilatérales du rein, il est facile de trouver un terme de comparaison. Grâce aux perfectionnements techniques apportés par Albarran au *cathétérisme des uretères*, cette méthode permet avec facilité de recueillir l'urine de chaque rein séparément.

Le point Δ de l'urine du côté opposé à la lésion servira de témoin dans l'appréciation du point Δ de l'urine du côté malade.

Albarran, L. Bernard et Bousquet, ont montré les résultats fort intéressants que donne cette méthode pour l'évaluation de la valeur fonctionnelle des reins dans les affections dites chirurgicales de cet organe.

Dans les lésions bilatérales du rein, en particulier dans les affections dites médicales de cet organe, c'est le point Δ du sérum sanguin[1] qui sert de terme de comparaison, selon l'idée émise d'abord par Dreser, puis par Vaquez et Bousquet[2].

Léon Bernard étudie donc le rapport $\frac{\Delta\, u}{\Delta\, s}$ à l'état normal et à l'état pathologique.

La valeur r qui représente le quotient de ce rapport permet donc d'apprécier la part de la perméabilité rénale dans les variations de la concentration moléculaire de l'urine.

A l'état normal, ce rapport varie entre 2,30 et 3,90.

Mais il est nécessaire de multiplier cette valeur r comme toutes les valeurs numériques de l'urine par le volume V de l'urine émise en vingt-quatre heures.

La formule $r \times V = R$, représente ce que Léon Bernard appelle l'*élimination moléculaire*. A l'état normal, cette valeur est de 3,000 à 5,000.

[1] Le sang est recueilli par ventouses scarifiées et ne subit pas la correction proposée par von Koranyi.

[2] *Presse méd.*, 4 février 1899.

§ 2. — Recherches cliniques.

Cryoscopie des urines dans les maladies du cœur

Von Koranyi a démontré, nous l'avons dit plus haut, que l'augmentation du rapport $\frac{\Delta}{NaCl}$ indiquait la stagnation de l'urine dans les tubes urinifères.

Celle-ci étant elle-même produite par le ralentissement de la circulation rénale, l'on peut se baser sur les variations de $\frac{\Delta}{NaCl}$ pour mesurer l'activité cardiaque.

De nombreuses recherches faites au lit du malade, von Koranyi déduit les règles suivantes :

Le rein étant sain, les valeurs de $\frac{\Delta}{NaCl}$ *supérieures* à 1,7 indiquent un ralentissement de la grande circulation.

Cette élévation de *f.* se produit au début de la défaillance cardiaque. Elle renseigne donc très tôt et très précisément sur le degré de compensation d'une affection du cœur.

Il y a donc là un moyen de surveiller le muscle cardiaque, particulièrement au cours d'un traitement (gymnastique cardiaque ou digitale), de façon à ne jamais *surmener* l'organe malade.

L'équivalent en sel des substances éliminées $\frac{\Delta \times V}{613}$ est également intéressant à considérer.

Il mesure la *diurèse moléculaire*. Or, dans les cas où la faiblesse de la systole cardiaque produit des congestions passives dans le territoire de la petite circulation, chez les malades atteints de cyanose, l'équivalent en sel *augmente* si l'on fait respirer de l'oxygène aux malades.

La diurèse moléculaire augmente donc. D'autre part, $\frac{\Delta}{NaCl}$ ne se modifie pas, et l'analyse démontre en effet que l'augmentation de la diurèse moléculaire est due à l'excrétion plus considérable des substances achlorées autant qu'à celle des substances chlorurées.

Ceci revient à dire que les *inhalations d'oxygène rendent les échanges nutritifs plus intenses.*

L'utilité de ce traitement est ainsi prouvée, chez ces malades dont la vie cellulaire est constamment entravée.

Cette constatation vient également contrarier les données suivant lesquelles l'oxygène du sang étant toujours à son maximum de dissolution, les inhalations de ce gaz seraient inutiles.

Lindemann [1] a, lui aussi, appliqué sa méthode d'examen aux urines de congestion rénale. Son travail porte en tout sur *quatre* cas, dont *trois* seulement sans lésion du rein.

Dégénérescence du myocarde. — Stase rénale.

QUANTITÉ D'URINE	Δ	x
360	— 1,78	1,04
290	— 1,55	0,73
330	— 1,44	0,76
280	— 1,13	0,534
130	— 0,86	0,182
120	— 0,86	0,167
110	— 0,78	0,142

Dégénérescence du myocarde. — Stase rénale. — Résorption de l'œdème.

QUANTITÉ D'URINE	Δ	x
2,900 c. c.	— 0,71	3,36
2,020	— 0,70	2,31
3,020	— 0,67	3,31

Insuffisance aortique. — Diminution de la compensation Stase rénale.

QUANTITÉ D'URINE	Δ	x
420 c. c.	— 1,77	1,21
750	— 1,54	1,88
420	— 1,71	1,17

[1] *Deutsche Archiv für klinische Medicin.*, 1900, p. 19.

QUANTITÉ D'URINE	Δ	x
950	— 1,17	1,72
780	— 1,20	1,53
1,860 (digitale).	— 0,69	2,05
1,000	— 0,70	1,14

De ces trois cas dont nous avons souligné les chiffres culminants, Lindemann tire les conclusions suivantes :

« Dans la congestion rénale le Δ et, par suite, la concentration de l'urine *est au-dessous* ou *au-dessus* des limites normales.

« Les états de collapsus font exception. Dans ceux-ci l'affaissement de la concentration urinaire va de pair avec une diminution de la quantité d'urine émise.

« L'affaissement concomitant de ces deux valeurs est d'ailleurs un signe pronostic du plus mauvais augure. »

Et plus loin : « Dans ces trois premiers cas le Δ urinaire est *élevé*, mais encore au-dessous des limites observées dans les urines normales, quoique la quantité d'urine soit fortement réduite. »

Il nous semble que ces conclusions manquent d'exactitude et de précision. Rappelons, en effet, que Lindemann a fixé comme chiffres extrêmes trouvés pour le Δ urinaire chez des individus normaux (?) : — 2,71 et — 0,90.

Or, l'on voit que dans les trois cas exposés plus haut, si Δ est souvent inférieur à — 0,90, il n'est jamais supérieur à — 2,71. La concentration urinaire n'est donc jamais *au-dessus* des limites normales.

En outre, si ce même Δ est supérieur à — 0,90, on ne peut pas dire qu'il soit élevé puisqu'il atteint *une* fois seulement — 1,78.

Quant au manque de précision des conclusions, il ne saurait nous étonner puisqu'elles sont presque uniquement basées sur la valeur du Δ, que nous savons très variable.

L'auteur, en outre, n'a pas relevé le fait anormal du premier cas, où le Δ est d'autant *plus élevé* que la quantité d'urine rendue est *plus considérable*.

Un quatrième cas nous est présenté.

Dégénérescence du myocarde. — Congestion rénale. — Scélrose.

URINE	Δ	x
900	— 0,93	1,36
1,500	— 1,07	2,46
1,520	— 1,03	2,55
1,500	— 1,11	2,71
1,100	— 1.03	1,85
700	— 0,75	0,85

« Ce cas montre en général une valeur *un peu abaissée* du point de congélation, que l'on peut attribuer à de la sclérose rénale. »

Ici encore les valeurs de **Δ** ne sont pas très abaissées. En outre, elles sont d'autant plus élevées que la diurèse est plus considérable. Lindemann ne le note pas.

Quant aux valeurs de $x = \frac{\Delta V}{613}$, c'est-à-dire du volume en litres d'une solution de sel à 1 p. 1,000 équimoléculaire à la quantité d'urines émises, valeurs qui doivent renseigner sur la diurèse moléculaire, « chez ces quatre malades, elles présentent de grandes différences ».

Ces différences sont imputables au degré variable de compensation que présentaient les malades, à la plus ou moins grande rapidité de résorption des transsudats.

Un dernier cas de congestion rénale cardiaque compliquée d'embolie rénale donne les chiffres suivants :

Insuffisance aortique. — Congestion rénale et embolie.

QUANTITÉ D'URINE	Δ	x
140	— 1,50	0,342
230	— 1,33	0,520
270	— 1,76	0,79

QUANTITÉ D'URINE	Δ	x
1,560	— 1,53	4,03
990	— 1,64	2,67
580	— 1,62	1,53

dont l'auteur ne tire pas de conclusion certaine. L'embolie était unilatérale ; mais il doute que, même bilatérale, elle se fût fait remarquer par une diminution de la concentration.

Nous verrons plus loin ce qu'il convient de penser de cette assertion.

En tout cas, après avoir pris beaucoup de peine pour réfuter les théories de von Koranyi, Lindemann donne des conclusions basées uniquement sur des chiffres, sans intervention d'aucune vue de l'esprit.

Or, ces conclusions sont néanmoins fort aléatoires, peu nettes, quand elles ne sont pas tout à fait inexactes :

$\frac{\Delta \times V}{613}$ n'ajoute pas beaucoup de précision aux renseignements fournis par **Δ**.

Dans leurs recherches, Claude et Balthazard ont suivi les idées théoriques du professeur de Budapest.

Le rapport entre la diurèse moléculaire totale $\frac{\Delta V}{P}$ et la diurèse moléculaire élaborée $\frac{\delta V}{P}$ les a conduits à des résultats plus précis et qui jettent plus de lumière sur la nature de la lésion cardiaque.

Ils peuvent, en effet, différencier les cas où il y a hypersthénie de ceux où l'hyposthénie cardiaque règle tous les symptômes.

Les causes occasionnelles du trouble fonctionnel observé ne sont d'ailleurs pas diagnosticables, mais seulement l'état de la tension artérielle.

Dans les cas où celle-ci est élevée, où l'activité du myocarde maintient très rapide le cours du sang, $\frac{\Delta V}{P}$ augmente.

Il atteint des valeurs de 5,000, 6,000 et plus.

Tant que les épithéliums rénaux restent sains, ou, tout au moins, suffisent à leur tâche, $\frac{\Delta}{\delta}$ *croît proportionnellement* à

$\frac{\Delta V}{P}$, mais sans dépasser les valeurs limites correspondant chacune à une valeur de $\frac{\Delta V}{P}$.

Claude et Balthazard ont ainsi fixé ces valeurs corrélatives :

Quand $\frac{\Delta V}{P}$	égale	4,500	$\frac{\Delta}{\delta}$	ne dépasse pas	1,80
—	—	5,000	—	—	1,90
—	—	5,000	—	—	2,00
—	—	6,000	—	—	2,10

Ce type se trouve réalisé dans certaines hypertrophies cardiaques primitives ou secondaires à des lésions valvulaires, chez des artério-scléreux avec hypertension artérielle, dans les scléroses rénales pendant les périodes de perméabilité du rein, enfin par l'emploi de certaines médications, régime lacté, théobromine, ou sous l'influence de troubles vaso-moteurs d'origine nerveuse.

Au contraire, dans les cas d'hyposthénie cardiaque, $\frac{\Delta V}{P}$ atteint des valeurs au-dessous de la normale, 2,500, 2,000 et moins encore.

Ici encore, $\frac{\Delta}{\delta}$ diminue proportionnellement à $\frac{\Delta V}{P}$ mais sans dépasser un minimum ainsi fixé.

Quand $\frac{\Delta V}{P}$	égale	2,500	$\frac{\Delta}{\delta}$	ne descend pas	au-dessous de	1,40
—	—	2,000	—	—	—	1,30
—	—	1,500	—	—	—	1,20
—	—	1,000	—	—	—	1,10
—	—	500	—	—	—	1,05

Ainsi, une faible valeur de $\frac{\Delta V}{P}$ *accompagnée d'une très faible valeur de* $\frac{\Delta}{\delta}$ *traduisant* l'intégrité du rein, *permet d'affirmer l'insuffisance myocardique.*

Ces résultats ne sont exacts, nous le répétons, que si l'épithélium rénal est sain.

Nous allons voir maintenant les renseignements que la cryoscopie fournit précisément sur l'intégrité de cet épithélium.

Cryoscopie des urines dans les néphrites

Ici, les formules de von Koranyi ne donnent que des indications générales.

De l'aveu même de l'auteur, les différentes formes cliniques de néphrite ne paraissent pas pouvoir se caractériser par les variations de $\frac{\Delta}{NaCl}$.

Ce rapport permet seulement de classer les néphrites — comme en général toutes les maladies du rein — en deux catégories.

Dans la première, l'incapacité fonctionnelle de la portion malade du rein est compensée par l'activité supplémentaire de la partie saine. Il y a *compensation rénale*. Fisch, par de nombreuses recherches entreprises sur l'animal, a démontré que dans ces cas, malgré les lésions anatomiques du rein, μ, δ, Δ, NaCl, restaient normaux.

Dans une autre catégorie se placeront les cas où la maladie rénale est si accentuée que la fonction rénale tout entière en souffre. On est alors en présence de ce que von Koranyi appelle *insuffisance rénale*.

Les caractéristiques de l'urine — quantité, point de congélation et taux en NaCl — sont alors les suivantes :

1° Chaque *néphrite* va de pair avec une *hyposthénurie* [1] : le point de congélation est donc anormalement faible.

2° Il y a toujours *oligurie moléculaire* : $a = 15, 10, 0$ au lieu de 25 à 30.

3° $\frac{\Delta}{NaCl}$ varie entre des limites extraordinairement éloignées.

L'on peut dire que d'après les valeurs de $\frac{\Delta}{NaCl}$ il est possible de classer les néphrites en 2 types. L'un où $\frac{\Delta}{NaCl}$ est très petit, l'autre où ce rapport est très grand.

Mais, *cliniquement, ces deux types ne paraissent pas essentiellement séparés*.

[1] *Hyposthénurie :* urine ayant un Δ plus petit que 1,26 ; *hypersthénurie* :inern ayant un Δ plus grand que 2,35.

Et, « d'après ses frustes trouvailles d'autopsie », von Koranyi « ne peut décider si ces deux types reposent sur des bases anatomiques différentes ».

Claude et Balthazard, en s'appuyant sur les mêmes données théoriques que le professeur de Budapest sont arrivés à des résultats plus précis, au moyen des formules que nous avons exposées plus haut.

Ils établissent cryoscopiquement un type d'insuffisance rénale.

Dans les cas classiques d'*urémie* qui, pour eux, est due à l'insuffisance du filtre rénal, ils constatent en effet :

« 1° Une faible valeur de $\frac{\Delta V}{P}$ indiquant particulièrement l'imperméabilité glomérulaire (par *obstruction glomérulaire* ou par stase). Il sera donc utile de constater cliniquement l'état du système cardio-vasculaire (stase) ;

« 2° Une faible valeur de $\frac{\Delta V}{P}$ qui caractérise l'insuffisance de l'excrétion des substances élaborées ($\frac{\delta V}{P} \doteq 1,000\ 500$).

« Ce rapport semble indiquer la valeur de l'épuration rénale, car à ses minima correspondent cliniquement des accidents graves d'auto-intoxication.

« C'est donc sur elle qu'il conviendra de baser le pronostic des affections rénales.

« La diminution prononcée de $\frac{\delta V}{P}$ indique l'imminence d'accidents urémiques.

« 3° Un accroissement de $\frac{\Delta}{\delta}$ qui dépasse la normale pour une diurèse moléculaire donnée. Cela traduit l'*obstacle à l'échange moléculaire*, et par suite l'*imperméabilité relative des épithéliums tubulaires.* »

C'est ce schéma d'insuffisance rénale qui leur sert à l'analyse des affections du rein.

Une première notion se dégage de leur étude : c'est que les valeurs de $\frac{\Delta V}{P}$, $\frac{\delta V}{P}$ et $\frac{\Delta}{\delta}$ ne doivent pas être envisagées d'une manière absolue ; il faut suivre leurs variations au cours de l'affection, construire un graphique, pour arriver à établir un diagnostic.

Dans les *néphrites interstitielles*, l'on constate *une diminution constante* des éliminations. Mais ces troubles de la fonction rénale se produisent *par crise*. Il y a des phases d'*insuffisance rénale* et des phases de *fonctionnement normal*, voire même *exagéré*.

Dans les périodes d'insuffisance, le taux des éliminations descend moins bas que dans les autres variétés de néphrites.

Enfin, l'examen cryoscopique est d'une grande utilité dans ces formes de néphrite en permettant d'établir le diagnostic alors que les autres symptômes sont encore vagues et peu caractérisés.

Des *néphrites aiguës* présentent moins de netteté, parce que l'infection ou l'intoxication qui produit la lésion rénale peut également modifier les échanges moléculaires.

Ainsi, en se basant sur les valeurs de l'élimination, *l'on ne peut* créer de types marchant de pair avec les types établis classiquement d'après les données anatomo-pathologiques et cliniques.

Dans les *néphrites diphtériques*, la cryoscopie permet néanmoins d'attribuer la faiblesse de la diurèse moléculaire totale $\frac{\Delta V}{P}$ à l'hyposthénie cardiaque plutôt qu'aux lésions glomérulaires, quand on ajoute aux données cryoscopiques celles qui résultent de l'examen clinique.

Dans les diverses néphrites aiguës, dans la néphrite a frigore, l'on peut seulement constater des phases alternatives d'insuffisance rénale et de fonctionnement normal ou exagéré.

Ces constatations dues à la cryoscopie n'ont donc pas ici grande valeur diagnostique. Mais elles sont précieuses, aux points de vue symptomatologique et pronostique, puisqu'elles renseignent précisément et immédiatement sur la valeur de la dépuration rénale.

Enfin, dans les cas de *néphrites diffuses subaiguës et chroniques* dans lesquels rentrent, d'après eux, la plupart des cas de néphrites dites parenchymateuses, Claude et Balthazard ont pu décrire assez nettement deux types qui se rapprochent des formes anatomo-pathologiques fixées par Chauffard : l'un répondant à la néphrite subaiguë ; l'autre, à une néphrite plus lente, ressemblant à la précédente pendant un certain temps, puis prenant des caractères analogues à ceux des scléroses rénales.

Dans le second de ces cas, la cryoscopie permet de voir que la dépuration urinaire se fait par crises, par périodes d'alternance avec l'insuffisance rénale. Cela peut expliquer la tolérance de l'organisme à la maladie.

Dans le premier cas (évolution rapide) les valeurs de $\frac{\Delta V}{P}$ s'abaissent de plus en plus, indiquant que les lésions sont rapidement progressives.

Dans les néphrites, la cryoscopie peut donc servir, non pas à caractériser la variété de néphrite, mais à en diagnostiquer l'existence, souvent avant l'apparition des signes cliniques ; enfin et surtout, elle permet de déceler l'insuffisance rénale, et fournit donc un moyen de pronostic en même temps que de diagnostic.

L'étude de la cryoscopie des urines dans les affections du cœur et des reins combinées a été faite également par Claude et Balthazard.

Nous avons vu que dans les *cardiopathies* $\frac{\Delta V}{P}$ diminue et que $\frac{\delta V}{P}$ diminue également. Tandis que dans les *néphrites* $\frac{V}{P}$ diminue et $\frac{\delta V}{P}$ augmente.

Dans les affections où le rein et le cœur sont successivement touchés, la cryoscopie a permis à ces auteurs :

1° De déceler l'insuffisance rénale chez une cardiaque, alors que la clinique ne permet pas encore de l'affirmer ;

2° D'établir au cours d'une même maladie la succession des accidents.

Enfin, au point de vue thérapeutique, l'on peut suivre les résultats de la médication théobromique et digitalique, et constater que malgré l'abondance d'urine émise souvent l'affection prend un caractère de gravité plus sérieuse, la diurèse obtenue ne coïncidant pas avec une *diurèse moléculaire*.

Léon Bernard, en déterminant le point Δ du sérum sanguin et celui de l'urine au cours de diverses néphrites, a fait les constatations suivantes :

1° La concentration moléculaire de l'urine est, en général, diminuée dans les néphrites ; elle peut même tomber au-dessous de celle du sérum sanguin ; elle peut aussi s'élever au-dessus de la moyenne — 1,50.

Cette diminution de la concentration moléculaire est *plus accentuée* dans les *néphrites interstitielles* que dans les *néphrites* dites *parenchymateuses.*

2° La concentration moléculaire du sérum est augmentée, en général, surtout dans les néphrites interstitielles ou dans les néphrites aiguës.

Mais dans les *néphrites parenchymateuses chroniques*, elle reste ordinairement normale ou même est abaissée.

En étudiant comparativement les deux Δ, Léon Bernard mesure à l'aide du rapport $\frac{\Delta \upsilon}{\Delta \varsigma} = r$ la perméabilité et il aboutit aux conclusions suivantes :

Les *lésions rénales n'entraînent pas nécessairement* la *diminution* de la *perméabilité rénale.* A des lésions très marquées, à des symptômes cliniques très accusés, ne correspond pas toujours une diminution de la valeur du rapport $\frac{\Delta \upsilon}{\Delta \varsigma}$.

La *diminution de la perméabilité rénale* [1] *semble marcher de pair* avec *l'existence des lésions interstitielles*, quelle qu'en soit la nature.

Très diminuée d'emblée dans les néphrites interstitielles médicales et dans les scléroses rénales des urinaires, elle ne l'est que

[1] *Imperméabilité rénale* n'est point ici synonyme de *insuffisance rénale.* Pour Léon Bernard le rein possède probablement, en dehors de sa fonction excrétrice, d'autres fonctions encore obscures, qu'il désigne provisoirement sous le nom de fonction interne. L'insuffisance rénale traduit la somme de l'insuffisance de ces deux fonctions. Quant aux phénomènes cliniques appelés urémiques, ils peuvent dépendre de l'insuffisance de l'une ou de l'autre fonction. On ne doit donc pas, pour cet auteur, établir une équation entre les termes « insuffisance rénale » et « imperméabilité rénale » qui désignent des troubles fonctionnels différents et le terme « urémie » qui doit être réservé pour qualifier un complexus clinique.

secondairement dans les néphrites parenchymateuses chroniques, alors seulement que vers la fin de la maladie les lésions de sclérose envahissent le rein.

Dans les néphrites aiguës, la perméabilité rénale paraît également diminuée, particulièrement dans les néphrites aiguës à grands œdèmes.

Au contraire, dans les néphrites connues sous le nom de néphrites parenchymateuses chroniques, la perméabilité rénale est conservée, normale ou même exagérée, pendant un très long temps.

Nous avons déjà dit que la perméabilité ne diminue qu'avec l'apparition de la seconde période de la maladie, dite de sclérose secondaire. Léon Bernard[1] a, en particulier, constaté ces modalités de la perméabilité rénale dans les faits qu'il a rapportés avec M. le professeur Landouzy, de néphrite parenchymateuse chronique, liés à l'évolution de la tuberculose pulmonaire.

Dans un travail récent, Marfan a rapporté un cas de néphrite chronique parenchymateuse chez un enfant, qui est conforme aux données établies par Léon Bernard[2].

Donc l'étude du rapport $\frac{\Delta \upsilon}{\Delta \varsigma}$ donne des renseignements sur la nature de la néphrite qui en détermine les variations.

Mais, pour apprécier les conséquences des troubles de la perméabilité rénale, il faut tenir compte également de la quantité d'urine émise en vingt-quatre heures, et c'est donc le terme R qui mesure le taux de l'élimination urinaire ; c'est lui qui a la plus grande importance au point de vue pronostic, avec cette réserve que, d'après cet auteur, le pronostic ne peut être basé exclusivement sur l'état de la perméabilité rénale.

En même temps que Claude et Balthazard en France, Lindemann, en Allemagne, appliquait la cryoscopie à l'examen des urines de néphrite et tentait d'en caractériser par ce moyen les différents types cliniques.

[1] LANDOUZY et LÉON BERNARD. La néphrite parenchymateuse chronique des tuberculeux. *Presse médicale*, 16 mars 1901.

[2] *Presse médicale*, 27 avril 1901.

Il établit d'abord « que dans toutes les formes d'inflammation du rein, la valeur du point de congélation, donc aussi la concentration de l'urine sécrétée, est constamment anormalement *abaissée* ».

Cette diminution de concentration se présente comme le signe caractéristique des urines de néphrite et son importance est particulièrement nette dans les cas où la quantité des urines excrétées est également au-dessous de la normale.

Dans les cas de diurèse moyenne, — 12 à 1,500 gr., — un seul examen indiquant — 0,90 à — 1,20 peut suffire pour établir le diagnostic de néphrite. Si Δ est plus petit que — 0,90, le diagnostic est absolument certain.

Dans les cas de polyurie où la diminution de la concentration pourrait être le fait de la dilution, Lindemann examine alors la quantité totale des substances éliminées, d'après la formule que nous avons indiquée plus haut $\frac{\Delta X}{613}$.

Cette *valeur* est *toujours abaissée dans les néphrites*.

Mais Lindemann veut aller plus loin : « Il existe, dit-il, au point de vue cryoscopique une très notable différence entre les formes où ce sont principalement les éléments spécifiques glandulaires du rein qui sont lésés et celles où c'est surtout le tissu interstitiel, la substance de soutien. »

Dans les néphrites *parenchymateuses aiguës* aussi bien que *chroniques* l'abaissement du point de congélation est, en règle générale, *beaucoup moins marqué* (plus près de 0°) que dans les *formes interstitielles*. Les exceptions que l'on remarque ne sont qu'apparentes et cèdent à des examens multiples, prolongés pendant plusieurs jours.

Dans les *néphrites interstitielles primitives*, le Δ atteint des valeurs *élevées* et qui, chez le même individu, d'un jour à l'autre présentent une assez grande constance.

Dans les *néphrites interstitielles secondaires* Δ occupe une place *intermédiaire*, et les variations qu'il présente d'un jour à l'autre sont beaucoup plus prononcées.

Au cours des *néphrites parenchymateuses chroniques* avec tendance à la sclérose les variations quotidiennes de Δ sont plus fortes et plus fréquentes qu'au cours des néphrites parenchymateuses chroniques simples, et plus encore qu'au cours des néphrites aiguës ou interstitielles.

Il y a, dans ces formes de néphrite, des phases alternatives de dépuration et de rétention rénale que Claude et Balthazard ont signalées, nous le savons.

Un autre point assez net des recherches de Lindemann, et dont il ne parle précisément pas dans ses conclusions, ce sont les variations de x. Ces valeurs sont d'une manière constante plus élevées dans les néphrites interstitielles que dans les néphrites parenchymateuses ou aiguës.

Dans les albuminuries fébriles, au cours de la scarlatine, du rhumatisme articulaire aigu, de la tuberculose pulmonaire, Lindemann n'a trouvé qu'une diminution de concentration faible ou nulle. Mais ces cas sont trop peu nombreux et pas assez caractéristiques pour que l'on puisse en tirer une conclusion précise.

Le travail de Lindemann confirme dans leurs grandes lignes les idées de von Koranyi. Il est également, sur certains points, d'accord avec les résultats exposés par Claude et Balthazard.

Mais il est en complète contradiction avec les conclusions de L. Bernard, particulièrement au sujet de la valeur du Δ dans les néphrites parenchymateuses, aiguës, chroniques, et dans les néphrites interstitielles.

Nous avons analysé très longuement le travail de Lindemann.

Les chiffres ayant trait aux urines normales ne sont pas conformes à ceux donnés par les autres auteurs, nous l'avons vu plus haut. L'on pourrait de ce chef se montrer méfiant au sujet des valeurs trouvées dans les cas pathologiques.

Mais, même en acceptant ces valeurs comme exactes, il reste

un reproche à faire. C'est qu'au moyen des matériaux fournis par l'auteur, il nous a été impossible d'arriver aux conclusions nettes et affirmatives que nous venons d'exposer. Ce qui ne saurait nous étonner, car, nous l'avons déjà dit, les formules employées par Lindemann manquent de fixité.

Senator[1], lui, a toujours rencontré l'oligurie moléculaire dans les néphrites.

Quant à la différenciation des néphrites en deux types, par la cryoscopie, il la juge « impossible », quoique ses observations soient comparables à celles de Lindemann, si l'on s'en tient à la valeur du Δ. Celui-ci est, en effet, plus abaissé dans le cas de néphrite interstitielle chronique que dans le cas de néphrite parenchymateuse qu'il donne.

Dans un travail récent [2], P. Merklen et H. Claude ont appliqué la cryoscopie aux urines de 5 cas d'albuminurie orthostatique.

Ils ont constaté que l'élimination rénale était normale : il n'y avait aucun signe cryoscopique d'insuffisance rénale.

Ces faits intéressants tendent bien à faire croire que l'albuminurie intermittente orthostatique des adolescents n'est pas liée à une altération de structure durable des reins.

Cryoscopie des urines dans les affections chirurgicales des reins

Dans 3 cas de *pyélite*, Lindemann n'a pas trouvé de diminution du point de congélation. Il explique ce fait par cette considération que, sans doute, le processus inflammatoire n'avait pas encore passé du bassinet au parenchyme rénal.

Il est une autre explication que fournissent les travaux d'Albarran, Léon Bernard et Bousquet.

1 *Deutsche medicinische Wochenschrift*, 18 janv. 1900, p. 50.
2 *Soc. méd. des hôpitaux*, 27 juillet 1900.

L'examen cryoscopique des urines combiné au cathétérisme urétéral, fournit une comparaison entre l'urine des deux reins qui est plus rigoureuse et plus précise qu'aucune autre formule.

A l'aide de cette méthode, les trois auteurs cités plus haut ont étudié 4 cas de pyonéphrose, 3 cas de tuberculose rénale unilatérale, 1 épithélioma du rein et 1 rein mobile sans rétention.

Ils ont vu que l'abaissement du point de congélation est en rapport avec le degré d'altération du parenchyme rénal ; ces différentes lésions entravent la perméabilité du rein malade. Lorsque le rein opposé est sain, la concentration moléculaire de l'urine de ce côté est normale et telle que le mélange des urines des deux côtés indiquerait un Δ normal.

Là est sans doute l'explication des faits cités par Lindemann, où l'urine des malades avait un Δ normal.

Il résulte de cela qu'il est nécessaire d'ajouter le cathétérisme urétéral à la détermination cryoscopique, pour pouvoir tirer de celle-ci des indications utiles au point de vue du diagnostic, du pronostic et des indications opératoires.

Disons enfin que, dans 5 cas de cystite, Lindemann n'a pas trouvé de diminution du point de congélation.

Cryoscopie des urines dans les épanchements pleuraux

C'est à von Koranyi et à Tauszk[1] que l'on doit les premières recherches sur ce sujet.

Ils ont constaté que le rapport $\frac{\Delta}{NaCl}$ variait dans le même sens que l'épanchement.

$\frac{\Delta}{NaCl}$ augmente pendant la période d'augment ; $\frac{\Delta}{NaCl}$ diminue pendant la période de résorption et reste fixe si le liquide ne change pas de volume.

Ces modifications ont reçu leur explication grâce à l'étude d'un cas de pneumothorax (Koranyi).

[1] *Zeit. für klin. Medicin,* 1898, vol. 34, p. 40.

L'épanchement pleural, liquide ou gazeux, modifie la force d'aspiration du thorax, en même temps qu'il gêne la systole cardiaque. Il contribue donc au ralentissement de la grande circulation et de la circulation rénale en particulier.

Or nous savons que ce ralentissement de la circulation rénale est suivi d'un ralentissement du cours de l'urine (Heidenhain) et que, par suite, l'échange moléculaire peut se faire plus que normalement. NaCl diminue donc et $\frac{\Delta}{NaCl}$ augmente par le fait même.

Lesné et Ravaut [1], dans un récent travail sur la cryoscopie appliquée à l'étude des pleurésies séro-fibrineuses, admettent que ce sont les modifications de $\frac{\Delta}{NaCl}$ qui peuvent seules donner des renseignements précis sur l'état de l'épanchement. Leurs observations confirment absolument celles qu'ont publiées Tauszk et Koranyi.

Comme le dosage des chlorures est chose facile à faire dans tout laboratoire, ces données peuvent être fort utiles dans la pratique.

Tumeurs abdominales

Pour la même raison : gêne apportée à la circulation rénale, $\frac{\Delta}{NaCl}$ atteint des valeurs très fortes dans les tumeurs solides de l'abdomen, du rein, de l'ovaire, de la rate, de la vésicule biliaire [2].

Cryoscopie des urines dans les maladies infectieuses

Claude, Balthazard et Sanelli [3] ont publié les résultats que leur avait donnés l'étude des rapports

$$\frac{\Delta V}{P}, \frac{\delta V}{P} \text{ et } \frac{\Delta}{\delta}$$

au cours des maladies infectieuses.

[1] *Presse médicale*, 20 février 1901.

[2] KORANYI. *Zeit. für klin. Med.*, 1898, t. 34.

[3] *Congrès de méd.*, 1900, section de pathologie générale, 978. *Bulletin méd.*, 11 août 1900. — *Journ. de Phys. et de Path. générale*, sept. 1900.

Dans la pneumonie et la broncho-pneumonie ils ont trouvé qu'*au cours de la maladie*

$\frac{\Delta V}{P}$ atteignait des valeurs élevées, dépassées encore par celles de $\frac{\delta V}{P}$.

Ce phénomène est en rapport avec l'intensité des combustions qui ont lieu sous l'influence de l'état fébrile.

$\frac{\Delta}{\delta}$ est au contraire très faible, il varie de 1 à 1,5.

Cet abaissement anormal « ne traduit pas une insuffisance cardiaque puisque $\frac{\Delta V}{P}$ est normal, mais bien une diminution de l'excrétion chlorurée dans la pneumonie ».

Le jour *où la défervescence se produit*, « les éliminations sont moins abondantes ; les jours suivants, elles s'élèvent de nouveau, pour revenir aux quantités normales dans la suite ».

Quant à $\frac{\Delta}{\delta}$, il augmente jusqu'à dépasser la normale, puis redescend presque aussitôt. L'augmentation passagère de cette valeur n'indique pas qu'il y ait insuffisance rénale, mais seulement crise d'élimination de chlorure.

Dans la fièvre typhoïde, sans complication $\frac{\Delta V}{P}$ reste normal ; $\frac{\delta V}{P}$ accuse des éliminations assez fortes, sans jamais atteindre celles de la pneumonie. $\frac{\Delta}{\delta}$ reste assez régulier pendant toute la période fébrile pour augmenter brusquement au moment où le malade reprend l'alimentation normale.

Dans la diphtérie, la valeur des trois rapports ne diffère guère de la normale. Étant donnés ces types réguliers et en faisant une réserve pour la perturbation *normale* des courbes au moment de la cure qui précède la convalescence, la méthode de Claude et Balthazard permet de déceler une faiblesse myocardique ou une défaillance rénale chez les malades examinés. Elle apporte donc un élément de diagnostic et de pronostic.

Au cours de la fièvre typhoïde, également, Waldvogel [1] a constaté, au moyen de la méthode de Koranyi, que le rapport $\frac{\Delta}{NaCl}$ n'indiquait pas qu'il y eût insuffisance rénale.

[1] *Deutsche med. Wochenschrift*, 1900, n° 46, p. 735.

Cryoscopie des urines dans les polyuries nerveuses

Souques et Balthazard [1], examinant les urines de polyurie nerveuse, trouvent :

1° Que le point de congélation de ces urines peut être inférieur au Δ du sérum et atteindre — 0,40
— 0,30
— 0,17 (huit litres par vingt-quatre heures).

2° Deux fois sur trois malades il y avait un fonctionnement défectueux de l'épithélium rénal, sans toutefois insuffisance marquée de la dépuration urinaire.

3° Dans tous les cas, il y avait suractivité de la circulation rénale.

Les faibles valeurs du Δ sont, pour ces deux auteurs, une preuve à l'appui de la théorie de la sécrétion rénale de von Koranyi, ainsi que nous l'avons vu plus haut (filtration glomérulaire).

Cryoscopie des urines dans les anémies

Voici quels sont les résultats obtenus par Kovacs [2] dans les anémies secondaires à la tuberculose, la syphilis après un long traitement mercuriel, la carcinose, la chlorose :

1° *Hyposthénurie.* — Les valeurs du Δ oscillent entre — 0,80 et — 1,20. Ces variations traduisent à peu près le degré de l'anémie.

2° *Oligurie moléculaire.* — L'équivalent en sel des substances fixes de l'urine peut baisser jusqu'à 7, voire 5. Mais dans quelques cas il s'est élevé à 20 !

[1] *Congrès de Paris*, 1900. Section de neurologie, 1120. *Bull. méd.*, 26 septembre 1900.

[2] Cité par von Koranyi, *Z. f. klin. Med.*, vol. XXXIV, 1898, p. 43.

Cette oligurie serait, plus encore que le Δ, une mesure du degré de l'anémie.

3° Enfin, fait caractéristique, les variations du quotient $\frac{\Delta}{NaCl}$ dépassent de beaucoup les limites normales. Elles se trouvent entre 1,29 et 2,40. En cela, l'urine des anémies est comparable à l'urine des néphrites.

Cryoscopie des urines dans la gastro-entérite des nourrissons

Au cours des gastro-entérites des nourrissons, Lesné et P. Merklen [1] ont fait la cryoscopie de l'urine et ont obtenu les résultats suivants :

1° Δ et $\frac{\Delta}{NaCl}$ augmentent considérablement dans les formes aiguës graves [2]. $\Delta = -1,43$ et $\frac{\Delta}{NaCl} = 6,73$.

2° L'augmentation est moins prononcée dans les formes subaiguës où $\Delta = -0,77$ et $\frac{\Delta}{NaCl} = 5,18$.

3° Enfin, dans les formes aiguës et bénignes ou dans les formes chroniques, la différence dans la normale est à peine sensible.

De ces faits, Lesné et P. Merklen déduisent que ces modifications traduisent la stase rénale qui se produit au cours de ces affections.

Cryoscopie des urines dans le diabète

Dans 5 cas de diabète sucré, sauf une exception, Senator [3] a trouvé que le Δ urinaire variait dans les limites normales.

[1] *Soc. de biologie*, 20 avril 1901.

[2] Les valeurs normales de Δ et $\frac{\Delta}{NaCl}$, pour l'urine des nourrissons, sont — 0,25 à — 0,42 et 3,22 à 4,47. (V. plus haut.)

[3] *Deut. medicinische Wochenschrift*, 18 janv. 1900, p. 51.

I

URINES	Δ	
3.000 cc	— 1,369	3 à 4 p. 100 de sucre.
3.450	— 1,277	
3.540	— 1,303	

II

1.825	— 1,45	3 à 4 p. 100 de sucre.
2.925	— 1,43	
2.300	— 1,576	

III

Δ = — 1,416 sucre 5,1 p. 100.

IV

Δ = — 1,81 sucre 0,6 p. 100.

V

Δ = — 0,81 — 1,733, 2 p. 100 de sucre.

La quantité d'urine n'est pas notée.

L'auteur explique ce maintien du Δ dans les limites normales par une plus forte sécrétion des substances dissoutes qui vient alors compenser la polyurie.

L'excrétion de NaCl est très variable, ce qui s'expliquerait peut-être par la pauvreté en chlorure de sodium de l'alimentation des malades examinés.

Dans un cas de diabète insipide, le Δ de l'urine et celui du sang étaient considérablement diminués.

C. — Cryoscopie du liquide céphalo-rachidien

Nous avons vu plus haut quel était le point de congélation normal du liquide céphalo-rachidien. Chez 15 sujets indemnes de méningite, le liquide céphalo-rachidien s'est montré toujours hypertonique au sérum sanguin.

Les recherches de Widal, Sicard et Ravaut ont porté en outre sur des malades atteints de méningite tuberculeuse.

Sur 10 cas examinés, 8 fois le liquide a été trouvé *hypotonique* au sérum. Le point de congélation variait entre — 0,48 et — 0,55.

Les 2 autres fois, le Δ fut — 0,62 et — 0,64. Mais ces deux exceptions ne sont peut-être qu'apparentes, car le Δ du sang de ces deux malades pouvait être plus élevé que la normale, de telle sorte que malgré sa forte valeur, le Δ du liquide céphalo-rachidien fût encore hypotonique. La recherche n'a pas été faite dans ces deux cas, mais l'on peut songer à cette explication en se reportant à un cas de méningite cérébro-spinale à pneumocoque où le liquide céphalo-rachidien donna — 0,59, tandis que le sérum sanguin de la malade accusait — 0,71.

On peut donc dire, en résumé, que l'hypotonie du liquide céphalo-rachidien est un signe en faveur de la méningite tuberculeuse.

D. — Cryoscopie des exsudats

Liquide de pleurésie. — D'après les recherches de Tauszk[1], de Lesné et Ravaut[2], le point de congélation du liquide des épanchements pleuraux varie de — 0,51 à — 0,61. Mais il est toujours très voisin du Δ du sérum sanguin et subit des oscillations parallèles. Castaigne a obtenu les mêmes résultats. La

[1] Cité in Koranyi.

[2] *Presse méd.*, 20 février 1901.

différence entre les deux Δ est de quelques centièmes de degré seulement : 1 à 4. Comme d'aussi faibles oscillations pourraient s'observer dans le Δ du sérum presque normalement, il s'ensuit que si l'on veut avoir des renseignements certains, il faut toujours pratiquer la cryoscopie du sang des sujets dont on examine le liquide pleural.

En premier lieu :

Comme Tauszk, Lesné et Ravaut ont parfois constaté que les liquides d'épanchement pleural par stase étaient hypertoniques par rapport aux liquides des épanchements inflammatoires. Mais ce fait souffre de nombreuses exceptions. En outre, la comparaison n'a rien d'absolu puisqu'elle ne peut être faite chez le même sujet.

L'on doit donc, jusqu'à présent, admettre que la *cryoscopie comparée du liquide de l'épanchement et du sérum ne peut donner aucun renseignement certain sur la nature de la pleurésie.*

En second lieu :

Au cours d'une pleurésie, l'on observe des variations dans la concentration moléculaire de l'épanchement.

Le liquide peut devenir hypotonique au sérum sanguin.

L'on a voulu voir là le signe de la prochaine résorption de l'épanchement.

Lesné et Ravaut ont trouvé des cas où l'hypotonie ne coïncidait pas avec une diminution ; ils en ont également observé où l'hypotonie coïncidait même avec une augmentation. De telle sorte que, suivant leur avis, *l'on ne doit pas se baser sur la cryoscopie du liquide pleural pour déterminer le stade d'une pleurésie.*

Castaigne est d'un avis contraire[1]. Il est vrai que sa méthode comporte un facteur d'appréciation de plus : la *perméabilité pleurale de dehors en dedans*[2].

[1] *Soc. médicale des hôpitaux*, 6 juillet 1900.

[2] La perméabilité pleurale de dedans en dehors est l'absorption des substances

En rapprochant les résultats cryoscopiques de ceux fournis par l'étude de la perméabilité pleurale de dehors en dedans, cet auteur a constaté l'existence du rapport suivant :

Dans tous les cas où existe la perméabilité pleurale de dehors en dedans, le point de congélation du liquide pleural est légèrement différent de celui du sérum ; il est plus élevé, sans que cependant les différences soient très notables.

En revanche, dans les plèvres imperméables de dehors en dedans, le point de congélation est absolument identique pour le sérum et pour le liquide pleural.

De telle sorte que, par l'union de ces deux méthodes : recherche de la perméabilité pleurale de dehors en dedans et cryoscopie du sérum et du liquide pleural, l'on pourrait, selon Castaigne, faire le diagnostic du stade auquel se trouve la pleurésie examinée.

« La période d'augment de la pleurésie est caractérisée par l'existence de la perméabilité pleurale de dehors en dedans et par une différence entre le point de congélation du sérum et du liquide pleural.

« Le moment auquel cessent les phénomènes inflammatoires est caractérisé par la cessation de la perméabilité de dehors en dedans et l'apparition de l'isotonie du liquide et du sérum. »

Ces conclusions sont très nettes, mais les recherches de Lesné et Ravaut les battent sérieusement en brèche. A vrai dire ces deux auteurs n'ont pas recherché la perméabilité pleurale. Néanmoins, au point de vue cryoscopique pur, il y a entre leur travail et celui de Castaigne des contradictions absolues. Castaigne ne parle jamais d'hypotonie : la différence entre le Δ du liquide pleural et le Δ du sérum est toujours au désavantage de ce dernier.

Tandis que Lesné et Ravaut et d'autres, Tauszk,

solubles injectées dans la plèvre. La *perméabilité de la plèvre de dehors en dedans* est le passage dans le liquide pleural d'une substance soluble introduite dans la circulation générale : le bleu de méthylène, le salicylate de soude par exemple.

Hambürger, ont constaté aussi bien l'hypo que l'hypertonie.

Il convient donc, en présence de ces contradictions, de n'accorder qu'une *faible importance à la recherche du point de congélation du liquide pleural dans le diagnostic et le pronostic des pleurésies.*

Nous avons vu plus haut qu'il n'en était pas de même pour la cryoscopie des urines dans les mêmes affections.

Ascite. — Dans un cas de néphrite parenchymateuse chronique, dont le sérum sanguin avait comme Δ — 0,58, Léon Bernard (communication orale) a trouvé :

Dans un premier examen pour le liquide ascitique, Δ = — 0,56 ;

Dans un second, Δ = — 0,58.

Mort sans résorption.

Cas 2. — Cirrhose mixte, antécédents paludéens, dyspeptiques et lithiasiques.

Liquide ascitique : — 0,56.

Cas 3. — Cirrhose tuberculeuse : — 0, 56.

Cas 4. — Péritonite tuberculeuse probable : — 0,62.

Jusqu'à présent il n'y a aucune conclusion à tirer de ces recherches qui ne sont, d'ailleurs, qu'au début. Von Koranyi donne également des chiffres dont il ne tire aucune conclusion.

Œdème. — Nous avons vu que les phénomènes d'osmose suffisent à expliquer la formation de la *lymphe*, et sa circulation au sein des tissus.

Nous allons voir que les théories physiologiques reposant sur la *filtration* doivent être de plus en plus écartées. L'*œdème* et l'hydropisie des cavités séreuses, ou ascite, d'après les dernières recherches, doivent être également rattachés aux phénomènes osmotiques.

Pour Recklinghausen, de même que l'exsudat inflammatoire, le transsudat hydropique et ascitique provient du sang dans ses parties principales (eau, sels, albuminates). C'est le produit d'une filtration exagérée du plasma sanguin [1].

Virchow déjà en 1854 (*Störungen der Ernahrung*, p. 68) s'exprime ainsi sur l'exsudation inflammatoire : « En dernière analyse, c'est bien du sang que provient l'exsudat ; mais ce n'est pas l'action du cœur (la pression sanguine) qui le chasse, c'est l'action des éléments des tissus qui l'aspire. »

Hambürger [2] assigne comme cause à l'œdème une exagération de la sécrétion de la lymphe.

Cohnstein [3] croit à la *diffusion* due aux « concentrations différentes » des liquides en présence. Mais il laisse encore un rôle à la *filtration*.

Avec Théaulon [4], la théorie s'oriente de plus en plus vers les phénomènes osmotiques. L'œdème est dû à la différence de concentration du sang et de la lymphe :

1° Si la lymphe est plus concentrée (stase provoquée par un obstacle à la libre circulation), il y a appel de liquide qui vient du sang ; il y a œdème ;

2° Si le sang devient moins concentré par rapport à la lymphe qui a conservé son état normal, l'état précédent est aussi constitué, la lymphe est la plus concentrée ; elle attire le liquide du sang ; il y a œdème.

Chanoz a objecté à cette théorie que normalement la lymphe est toujours plus concentrée que le sérum sanguin, et que pourtant il n'y a pas œdème.

Mais nous avons vu que l'hypertonie normale de la lymphe est précisément une des causes de la circulation lymphatique [5]. Cette hypertonie, dans les conditions physiologiques ordinaires, porte donc en elle-même un obstacle à la production de l'œdème.

[1] WELCH. *Virchow's Arch.*, 1898.
[2] Cité in thèse de CHANOZ, Lyon, 1899.
[3] Cité in thèse de CHANOZ, Lyon, 1899.
[4] Thèse de Lyon, 1896. *Conditions pathogéniques de l'œdème.*
[5] VON KORANYI.

Pour que ce phénomène pathologique se manifeste, il faut qu'un obstacle vienne empêcher le cours normal des humeurs, ou que la différence de concentration soit anormalement marquée.

Par exemple, dans certains œdèmes de néphrite, le sérum sanguin anormalement peu concentré — ou hydrémié — est hypotonique par rapport à la lymphe qui baigne les cellules. La différence de concentration est anormale et un courant de liquide peut se produire, dirigé du côté des espaces lymphatiques.

En des travaux plus récents, v. Koranyi[1], sans pousser encore ses conclusions très loin, est d'avis que les échanges nutritifs des cellules fournissent une source d'énergie grâce à laquelle les tissus prennent une part active dans la transsudation. La stimulation des échanges nutritifs peut entraîner une transsudation plus énergique.

C'est ainsi qu'en cas de stimulation pathologique (inflammation), les transsudations augmentent à leur tour.

Loeb[2] pousse l'analyse des faits beaucoup plus loin encore et vient confirmer les idées de v. Koranyi.

Ses recherches[3] réduisent au minimum, annihilent même complètement l'influence de la pression sanguine, de la circulation dans la production de l'œdème. Il expérimente sur l'œdème musculaire.

Sa technique, très simple, consiste à supprimer complètement, par des ligatures appropriées, la circulation dans un membre de grenouille. Dans ces circonstances, il ne peut plus y avoir de filtration puisqu'il n'y a plus de système circulatoire.

Or, les muscles s'œdématient et augmentent de poids. D'autre part, ces modifications sont en rapport avec le temps pendant lequel la ligature est restée en place.

La cause de cet œdème lui paraît résider dans des phénomènes osmotiques.

[1] *Zeit f. klin. Med.*, vol. 34.
[2] *Arch. Pflüger*, 1898.
[3] *Arch. Pflüger*, 1898.

Ceux-ci donnent naissance, en effet, à des forces considérablement supérieures à la pression sanguine et, par conséquent, plus susceptibles d'être mises en cause. C'est ainsi que, au sein de certains muscles, dans des conditions physiologiques diverses, la pression osmotique peut atteindre jusqu'à 30 atmosphères ; or, celle du sang est environ de 1/4 d'atmosphère.

D'autre part, d'où provient cette augmentation de la pression osmotique intra-musculaire ? De modifications chimiques, en particulier de l'acidification du milieu musculaire.

Ces altérations chimiques élevant la pression osmotique et provoquant l'absorption d'H^2O seraient sous la dépendance du défaut d'O. Il appuie cette dernière idée sur les travaux de Pasteur et d'Aracki[1].

L'insuffisance d'O produirait de l'acide lactique qu'on retrouve dans les urines et qui jouerait un rôle important dans l'acidité du protoplasma musculaire.

Le système nerveux pourrait aussi intervenir directement dans la formation de certains œdèmes, soit en modifiant les sécrétions (Gaule), soit plutôt par une sorte d'influence électrolytique, en dissociant en leurs *ions* les molécules salines des humeurs (Loeb).

L'acidification des milieux comme cause d'œdème paraît assez nettement établie à Loeb, en raison de ces deux faits :

1° La ligature des branches principales de l'aorte provoque facilement l'œdème chez le lapin et reste presque sans effet chez le chien. Or nous savons que le chien neutralise très vite les acides formés en excès chez lui par production d'AzH^3, tandis que ce phénomène ne se produit pas chez le lapin[2].

2° Le curare entrave l'apparition de l'œdème pulmonaire expérimental (Mayer et Sahli), parce qu'il arrête les échanges nutritifs des muscles (paralysie) et, par suite, la formation des substances de désassimilation acides qui, passant dans la circulation veineuse, arrivent au poumon.

[1] *Z. f. Physik. Chemie*, vol. 19.
[2] Walther, cité in Loeb.

Les convulsions asphyxiques activent, pour des raisons contraires, le même œdème pulmonaire expérimental.

En résumé, l'on peut, d'après Loeb, établir ainsi la théorie de l'œdème :

Toutes les conditions qui ont comme conséquence l'élévation de la pression osmotique de certains tissus ou organes, de manière à la rendre supérieure à celle du sang, provoquent l'œdème de ces tissus.

Ces conditions sont constituées en dernière analyse par les processus chimiques amenant soit l'élévation de la pression osmotique dans les tissus, soit la diminution de la pression osmotique du sang.

Cela n'explique évidemment pas encore toutes les lésions trouvées dans l'œdème. La desquamation épithéliale, les infarctus sanguins par exemple, ne sauraient s'expliquer par des différences de pression osmotique.

Mais on peut supposer que les conditions chimiques (formation d'un acide, par exemple) qui ont causé l'augmentation de la pression osmotique ont également provoqué les altérations morphologiques [1].

Léon Bernard nous a donné quelques déterminations cryoscopiques de la concentration du liquide d'œdème [2].

Cas 1. — Néphrite parenchymateuse chronique ; même cas que le cas 1 de l'ascite.

$$\Delta = -0{,}58$$
$$\Delta \text{ sérum} = -0{,}58$$

Cas 2. — Néphrite parenchymateuse chronique :

Δ Sérum = — 0,54
Œdème = — 0,57 premier examen.
— = — 0,58 second examen.

[1] Travaux de Bugget, Quincke, cités in Loeb.
[2] Léon Bernard. *Comm. orale.*

Ces recherches ne sont pas assez nombreuses pour qu'on en puisse tirer des conclusions, mais il semble qu'au moins dans les néphrites parenchymateuses chroniques le liquide d'œdème soit hypertonique. Ce qui viendrait à l'appui des théories que nous avons exposées plus haut.

CONCLUSIONS

Les échanges osmotiques jouent un rôle important dans les phénomènes biologiques : tous les physiologistes le reconnaissent aujourd'hui. Ces échanges osmotiques sont régis par une force : la *pression osmotique.*

La pression osmotique d'une solution est définie par la pression exercée sur les parois du vase par les molécules en suspension dans le dissolvant. Cette pression, analogue à la pression d'un gaz, est proportionnelle à la concentration moléculaire de la solution.

De toutes les méthodes proposées pour déterminer la concentration moléculaire, et, partant, la tension osmotique des solutions, la *cryoscopie* est celle qu'il convient d'employer de préférence.

Elle n'exige qu'un manuel opératoire très simple, avec un matériel facile à réaliser.

Les indications qu'elle fournit sur la concentration moléculaire et sur la tension osmotique des liquides de l'organisme sont d'une grande clarté et d'une extrême précision.

Les phénomènes de l'osmose — et de l'hémiperméabilité en particulier — ont été analysés au moyen d'un matériel spécial (osmomètre de Dutrochet, vase de Pfeffer) auquel ne sont évidemment pas identiques la paroi cellulaire vivante et les membranes complexes de l'organisme.

Néanmoins, l'appréciation de la concentration moléculaire des humeurs a permis d'acquérir des connaissances précieuses tant en physiologie qu'en clinique.

En effet, là, les recherches ne s'adressent qu'à des cas particuliers et comparables entre eux : on opère toujours sur le même dissolvant, l'eau, qui tient en solution un nombre restreint de substances, relativement peu variées.

On peut alors n'envisager que les lois générales de la cryoscopie; négliger certaines objections qui ont été faites à cette méthode, par exemple les causes d'erreur due à l'ionisation, et prendre la valeur du **Δ** (abaissement du point de congélation) comme mesure directe du nombre des molécules en solution dans l'humeur examinée.

Jusqu'à présent, au point de vue médical la cryoscopie a été utilisée dans des recherches *physiologiques* et dans des recherches *cliniques*. Ces recherches ont abouti aux données suivantes :

I. En physiologie. — La cryoscopie a permis d'établir un certain nombre de théories générales sur la nutrition cellulaire, sur le rôle des chlorures dans l'organisme (Winter).

On a pu voir quelle était l'importance de la pression osmotique dans le phénomène de la soif (Mayer); dans l'absorption, la résorption (Starling, Hambürger, v. Koranyi); dans la formation de la lymphe (Starling, Barlow).

Certains faits particuliers ont montré que bien des cellules de l'organisme obéissaient aux lois de l'osmose : activité nerveuse (Hirchmann), contraction musculaire (Loeb).

Enfin, c'est grâce à ses recherches cryoscopiques que von Koranyi a établi ses théories sur les échanges respiratoires et surtout une théorie de la *sécrétion rénale*, dont les applications à la clinique sont particulièrement importantes.

II. En clinique. — La cryoscopie est entrée dans la clinique soit à la faveur des théories physiologiques précédentes, soit parce que l'on a pris le point **Δ** comme unité de mesure du nombre des molécules en solution dans une humeur.

Elle fait actuellement partie de la séméiotique des affections suivantes :

Affections du rein.

a) *Cryoscopie du sang.* — Lorsqu'il y a diminution de la perméabilité rénale, le Δ sanguin dépasse sa valeur constante de — 0,56 pour atteindre — 0,58 et plus.

Mais jusqu'à présent il ne convient pas de rattacher les accidents urémiques à cet état hypertonique du sang.

b) *Cryoscopie des urines.* — Le Δ des urines est presque toujours diminué (plus près de 0) dans les affections du rein; mais il varie dans de trop grandes proportions, même à l'état normal, pour que sa seule valeur puisse servir de moyen d'investigation clinique.

L'on a donc comparé cette valeur à d'autres données, tirées soit de l'urine elle-même, soit du sang. Des méthodes ainsi constituées, nous n'en retiendrons que trois :

Celle de von Koranyi qui compare le Δ à la quantité de NaCl contenue dans 100 centim. cubes d'urine $\frac{\Delta}{NaCl}$;

Celle de Claude et Balthazard, qui calculent :

1° La diurèse moléculaire par kilogr. de sujet : $\frac{\Delta V}{P}$;

2° *La diurèse élaborée* par kilogr. de sujet : $\frac{\delta V}{P}$ et qui prennent le rapport entre ces deux quantités, soit $\frac{\Delta}{\delta}$;

Celle de Léon Bernard enfin qui, dans les affections bilatérales du rein, compare le Δ de l'urine au Δ du sérum sanguin : $\frac{\Delta \upsilon}{\Delta \varsigma} = r$, et multiplie cette valeur par le volume des urines rendues en vingt-quatre heures ;

Et qui, dans les affections unilatérales du rein, compare l'urine du côté sain à celle du côté malade (Albarran, Léon Bernard et Bousquet).

La méthode de Koranyi ne permet pas de diviser les néphrites en catégories correspondant aux types cliniques et anatomo-pathologiques déjà établis.

Claude et Balthazard, de même, ne pensent pas qu'on

puisse établir à l'aide de la méthode cryoscopique une classification fonctionnelle tranchée entre les différentes néphrites. Leur méthode cryoscopique leur a montré que dans les unes comme dans les autres il existe des périodes où la suffisance de la fonction rénale se traduit par des formules cryoscopiques spéciales et des périodes d'insuffisance rénale se traduisant également par d'autres formules cryoscopiques.

Léon Bernard, au contraire, a vu avec la méthode cryoscopique comme avec les autres méthodes d'exploration de la fonction du rein, qu'au dualisme établi autrefois par les cliniciens répondait un dualisme physiologique. La cryoscopie lui a montré que le rein offrait des troubles de perméabilité différents dans le type dit néphrite parenchymateuse chronique (perméabilité normale ou exagérée), et dans le type dit néphrite interstitielle chronique (perméabilité diminuée). Il établit donc que toutes les lésions rénales n'entraînent pas la diminution de la perméabilité rénale, et que les phénomènes cliniques, dits urémiques, ne sont pas en relation constante et nécessaire avec la diminution de la perméabilité rénale.

V. Koranyi, Albarran et Léon Bernard, Kümmel ont donné des règles qui peuvent guider le chirurgien dans les indications opératoires de la chirurgie rénale.

Affections du cœur. — *Cryoscopie des urines.*

Au moyen de sa méthode, von Koranyi, *quand le rein est sain*, peut surveiller de façon précise l'activité du myocarde et régler ainsi le traitement en cours.

Claude et Balthazard peuvent non seulement déceler l'insuffisance du myocarde, mais aussi établir l'*existence* de *l'insuffisance rénale* chez un cardiaque.

Affections du poumon. — *Cryoscopie du sang.*

L'élévation du Δ du sérum est caractéristique de troubles respiratoires, si cette élévation cède au passage d'un courant d'oxygène au travers du sang examiné (von Koranyi).

Au déclin des maladies infectieuses, la cryoscopie des *urines* a permis à Claude et Balthazard d'apprécier le fonctionnement du cœur et des reins.

Le cryoscopie du sang a donné à Waldvogel un moyen de pronostic dans la fièvre typhoïde. Il est vrai de dire que les valeurs du Δ sur lequel il s'appuie sont contraires aux quelques déterminations de Kovacz et que sa technique a été contestée.

Au cours des épanchements dans les cavités séreuses, la cryoscopie s'est adressée soit à l'étude de l'exsudat, soit à l'étude du rapport urinaire $\frac{\Delta}{NaCl}$.

Les recherches de Tauszk, Lesné et Ravaut ont montré que seule cette dernière valeur peut donner des renseignements sur le stade de la maladie et indiquer si le liquide est en voie d'augmentation ou de résorption.

C'est cette même formule $\frac{\Delta}{NaCl}$ qui a encore permis à Lesné et Ravaut de déceler *l'insuffisance rénale* passagère au cours des gastro-entérites des nouveau-nés. Kovacz a tiré de $\frac{\Delta}{NaCl}$ un moyen de pronostic au cours des anémies.

De la cryoscopie du liquide céphalo-rachidien, Widal, Sicard et Ravaut ont tiré un signe diagnostic des méningites tuberculeuses.

Au point de vue *thérapeutique* la cryoscopie a permis à Dreser et à von Koranyi de se rendre compte du mode d'action des diurétiques et des toniques cardiaques ; à von Koranyi de vérifier l'action salutaire des inhalations d'oxygène chez les asystoliques.

La connaissance de l'isotonie enfin a permis de fixer scientifiquement le taux des solutions destinées aux injections intravasculaires dans les cas de lavage du sang.

Enfin le professeur Bouchard a mesuré au moyen de la cryoscopie le poids de la *molécule élaborée moyenne*, rejetée par l'urine. Il voulait ainsi vérifier l'exactitude de la conception qu'il se faisait de la nutrition parfaite : « molécules urinaires, nombreuses, petites, peu toxiques ». Mais jusqu'à présent, cette méthode n'a pas donné les résultats pratiques que l'on pouvait attendre d'elle.

BIBLIOGRAPHIE [1]

AGOSTINI. — Sulla isotonia del sangue negli alienati. *Atti dell' Academia medico-chirurgica di Perugia*, vol. IV, fasc. 4, 1892.

ALBARRAN, L. BERNARD et BOUSQUET. — *Sur la cryoscopie appliquée à l'exploration de la fonction rénale. Congrès d'urologie*, octobre 1899.

ARDIN-DELTEIL. — *Cryoscopie de la sueur de l'homme. C. R.*, 19 novembre 1900.

— *La cryoscopie et ses applications médicales. Bulletin médical*, 19 janvier 1901.

ARRHÉNIUS. — *Zeitsch. f. physik. Chemie*, t. II, p. 501, 1888.

ARSONVAL (D'), CHAUVEAU, GARIEL et MAREY. — *Traité de physique biologique*, 1901. Article « Osmose », de DASTRE.

— *Agenda du chimiste*, 1888.

BARLOW (Lazarus). — Observations upon the initial rates of osmosis of certain substances in water and in fluids containing albumen. *Journal of Physiology*, XIX, p. 140-160, 1890.

— On the initial rate of osmosis of blood serum with reference to the composition of physiological saline solution in Mammals. *Journal of Physiology*, XX, p. 145-158, 1896.

— Contribution to the Study of Lymph-formation with especial reference tho the part played by Osmosis and Filtration. *Journal of Physiology*, XIX, p. 419-455, 1896.

BECKMANN. — *Zeitsch. f. Physik. Chemie*, II, p. 644.

— Beitrag zur Milchanalyse. *Milchzeitung*, XXIII, p. 703, 1894.

BERNARD (Léon). — Les fonctions rénales dans les néphrites chroniques. *Soc. méd. des hôpitaux*, 26 janvier 1900.

— Etude critique de la méthode de détermination de la toxicité de l'urine et du sérum sanguin. *Revue de médecine*, février 1900.

— A propos des causes d'erreur introduites dans les expériences de détermination de la toxicité urinaire par le défaut d'isotonie de l'urine et du sang. *Revue de médecine*, juin 1900.

— De la perméabilité rénale. Valeur comparée de la cryoscopie et des autres modes d'exploration. Son rôle dans les affections du rein. *Congrès international de médecine*, Paris, 1900 ; *Presse médicale*, 5 septembre 1900.

BIERNACKI (E.). — Ueber die Beziehung des Plasmas zu den rothen Blutkœrperchen und über den Werth verschiedener Methoden der Blutkœrperchenvolumbestimmung. *Zeitsch. f. Physiol. Chemie*, XIX, p. 179-224.

[1] Pour cette partie de notre travail nous avons consulté la bibliographie si complète de la thèse de BOUSQUET.

BLEIBTREU (L.). — Kritisches über den Hæmatokrit. *Berliner klin. Woch.*, nos 30 et 31, 1893.

BLEIBTREU (L. et M.). — Eine Methode zur Bestimmung des Volums der kœrperlichen Elemente in Blut. *Arch. f. die ges. Physiol.*, LI, p. 151-228.

BLEIBTREU (M.). — Wiederlegung der Einwænde des Herrn H. J. Hambürger gegen das Princip von L. Bleibtreu und mir begründeten Methode der Blutkœrperchenvolumbestimmung. *Arch. f. die ges. Physiol.*, LV, p. 402-416.

BORDAS et GÉNIN. — Sur le point de congélation du lait de vache. *Comptes rendus Acad. des sc.*, 1896, t. II, p. 425.

— Sur l'emploi de la cryoscopie dans l'analyse du lait. *Comptes rendus Acad. des sc.*, 1897, t. I, p. 508.

BORDIER. — *Les actions moléculaires dans l'organisme.* Collection Scientia, Paris, 1900.

BOSC et VEDEL. — De l'importance à accorder à l'osmonocivité dans la recherche pratique de la toxicité des urines. *Journal de physiologie et de pathologie générale*, novembre 1900.

— Ueber das Wasseraufnahmefæhigkeit der rothen Blutkœrperchen. *Arch. f. die ges. Physiol.*, LIV, p. 1-21.

BOTAZZI. — La pression osmotique du sang des animaux marins. *Arch. ital. de biol.*, XXVIII, I, p. 61.

BOUCHARD. — Molécule urinaire élaborée moyenne. *Soc. biologie*, 7 janvier 1899 ; *C. R.*, 9 janvier 1899 ; *Journal de physiologie et de pathologie générale*, mai 1899 ; *Traité de pathologie générale*, t. III.

— Relation de la cryoscopie des urines. *C. R.*, 20 février 1899 ; *C. R.*, CXXVIII, 2, p. 64.

BOUSQUET. — Sur le point de congélation du sérum sanguin dans certains états pathologiques. *Soc. biol.*, 11 février 1899 ; 14 février 1899.

— *Recherches cryoscopiques sur le sérum sanguin. La plasmolyse et l'isotonie chez les êtres vivants.* Thèse Paris, 1899.

— La cryoscopie des urines. *Bulletin des sciences pharmacologiques*, n° 8, août 1900.

BURGASKI. — Beitræge zu den molecularen Concentrationsverhæltnissen physiologischer Flüssigkeiten. Erste Mittheilung. Ueber die molecularen Concentrationsverhæltnissen des normalen menschlichen Harns. *Arch. f. d. ges. Physiol.*, 1897, LXVIII, p. 389.

BURGASZKI et TANGL. — Untersuchungen über die molecularen Concentrationsverhæltnisse des Blutserums. *Arch. f. die ges. Physiol.*, 1897, LXXII, p. 531, et *Centralbl. f. Physiol.*, 1897, p. 297 et 301. *Centralblatt f. innere Medicin*, 1899, p. 1070.

CARRION et HALLION. — Influence des injections intravasculaires de chlorure de sodium sur la constitution moléculaire de l'urine. *Comptes rendus de la Soc. biol.*, 1896, p. 863.

CASTAIGNE. — Perméabilité pleurale et cryoscopie. *Soc. méd. des hôp.*, 6 juillet 1900.

CHANOZ. — *Considérations sur la pression osmotique.* Thèse Lyon, 1899.

CHAUFFARD. — Article « Mal. du rein » du *Traité de médecine* BROUARDEL et GILBERT.

CLAUDE et BALTHAZARD. — Toxicité urinaire dans ses rapports avec l'isotonie. *Journal de physiologie et de pathologie générale*, mai 1899.

Claude et Balthazard. — Sur les rapports entre la toxicité vraie d'une solution et sa tension osmotique. *Soc. biol.*, 27 mai 1899.

— Des éléments de diagnostic et de pronostic fournis par la cryoscopie des urines. *C. R. Acad. des Sciences*, 20 novembre 1899.

— Toxicité urinaire dans ses rapports avec l'isotonie *Journ de phys. et de path. générale*, janvier 1900.

— *Revue de médecine*, XX, 4, p. 360.

— La cryoscopie des urines dans les affections du cœur et des reins. *Presse médicale*, 17 février 1900.

— Toxicité urinaire et isotonie. *Soc. biol.*, 2 juin 1900.

— Cryoscopie des urines dans les maladies infectieuses. *Congrès international de méd.*, Paris, 1900 ; *Bull. médical*, 11 août 1900.

— Applications de la cryoscopie des urines à l'étude des maladies du cœur et des reins. *Congrès de Paris*, 1900 ; *Bulletin médical*, n° 68.

— Cryoscopie des urines dans les affections cardio-rénales. *Journ. de phys. et path. générale*, sept. 1900.

— Cryoscopie des urines dans les maladies du cœur. *Journ. de phys. et path. générale*, sept. 1900.

— Cryoscopie des urines dans les maladies des reins. *Journ. de phys. et path. générale*, sept. 1900.

— Cryoscopie des urines dans quelques maladies infectieuses. *Journ. de phys. et path. générale*, nov. 1900.

— *La cryoscopie des urines*, 1901.

Cohnstein. — Weitere Beitræge zur Lehre von der Transsudation und zur Theorie der Lymphbildung. *Arch. f. die ges. Physiol.*, 1895, LIX, p. 350.

— Ueber die Einwirkung intravenœser Kochsalzinfusionen auf die Zusammen setzung von Blut und Lymphe. *Arch. f. die ges. Physiol.*, LX, p. 508 ; LXI, p. 291 ; LXII, p. 58 ; LXIII, p. 587.

— Zur Lehre von Transsudation. *Wirchow's Arch.*, 1894, p. 514.

Colson. — *Comptes rendus Acad. des Sc.*, 1895.

De Coppet. — *Annales de Chimie et de Physique*, 1871-72, t. XXIII, XXV, XXVI, 4e série.

Y. Delage et B. Poirault. — *L'Année biologique*, 1re et 2e années, 1895, 1896.

Dreser. — Ueber Diurese und ihre Beieinflüsung durch pharmakologische Mittel. *Archiv f. exp. Pathol. u. Pharmakol.*, t. XXIX, p. 303, 1892.

Errera. — Sur des appareils destinés à démontrer le mécanisme de la turgescence et les mouvements des stomates. *Bulletin de l'Acad. royale de Belgique*, 3e série t. XVI, p. 458, 1888.

Etard. — La pression osmotique. *Revue gén. des Sciences*, 15 avril 1890.

Eykman. — Ueber die Permeabilitæt der rothen Blutkœrperchen. *Archiv f. die ges. Physiol.*, 1897, LXVIII, p. 58.

G. Fano et F. Botazzi. — Sur la pression osmotique du sérum du sang et de la lymphe en différentes conditions de l'organisme. *Arch. ital. de Biologie*, XXVI, 1896.

A. Fisch et J. Kovacs. — A vese müködés napi ingadozásaikoz (Ueber Tagesschwankungen in der Nierenthætigkeit). *Magyar orvosi Archivum*, III, 6 juin 1894.

Fodor et Moricz. — A vese müködéséröl Diabetes Mellitusuàl (Ueber die Nierenthætigkeit bei Diabetes Mellitus). *Magyar orvosi Archivum*, III, 3 juin 1894.

FREUNDLER. — Tonométrie et cryoscopie. *Revue générale des Sciences*, 15 juin 1894.

GRIJNS. — Ueber den Einfluss gelœster Stoffe auf die rothen Blutzellen in Verbindung mit den Erscheinungen der Osmose und Diffusion. *Arch. f. die ges. Physiol.*, LXIII, p. 86-118, 1896.

GRYNO. — Omtrent der invlœd van verschiellende Stoffen op het volumen der roode bloedeichaampjes. *Proces-verb. der kon. Akad. v. Wetensch.*, 24 février 1891.

GULDBERG. — *Comptes rendus Acad. des Sciences*, 1870, t. I, p. 1349.

GUYE. — Art. Dissociation électrolytique du *Dictionnaire de Wurtz*, 2e supplément.

HAIDENHAIN. — Ueber die Resorption in Dünndarm. Vortrag gehalten in der medicinischen Section des Schles. Gesellsch. f. vælerl. Culturum, 21 april 1893. *Arch. f. die ges. Physiol.*, B. LVI, p. 579, 1893.

— *Arch. f. die ges. Physiol.*, LI, fasc. 5 et 6, p. 280.

HAIDENHAIN et ORLOFF. — *Arch. f. die ges. Physiol.*, LIX, p. 170, 1895.

HALLION et CARRION. — A propos de la toxicité urinaire. *Presse médicale*, 30 juin 1900.

— Injections salées intra-vasculaires. *Presse méd.*, 24 octobre 1900.

HAMBURGER. — Das Verhalten des Blutes gegen über Salzlœsungen. *Proces-verbaal der k. Akad. von Wetensch.*, 29 décembre 1883.

— Die Verænderungen der Blutkœrperchen unter dem Einfluss von Salz-und Zuckerlœsungen. *Onders physiol. laborat.* 26 tr. *Hoogeschool*, 1886.

— Wie viel Wasser kann man dem Blute zusetzen, ohne dass Hæmoglobin aus den Blutkœrperchen Austritt ? *Onders...*, 1886.

— Die isotonische Coefficienten und die rothen Blutkœrperchen. *Zeitsch. f. physik. Chemie*, VI, p. 319.

— Ueber die durch Salz- und Rohrzuckerlœsungen bewirkten Verænderungen der Blutkœrperchen. *Archiv f. Anat. u. Phys.*, 1886, p. 476-487. *Onders...*, 1886.

— Ueber der Einfluss chemischer Verbindungen auf Blutkœrperchen im Zusammenhang mit ihren Molekulargewichten. *Arch. f. Anat. u. Phys.*, 1887, p. 31. *Onders...*, 1887.

— Die Permeabilitæt der rothen Blutkœrperchen im Zusammenhang Milden isotomischen Coefficienten. *Zeitsch. f. Biol.*, 1889, p. 414-433 ; *Zeitsch. f. physik. Chemie*, 1890. Versl. en *Mededeelingen der kon. Akad. v. Wetensch.*, 1890, p. 15.

— Ueber die Regelung der Blutbestandtheile bei künstlicher hydræmischen Plethora, Hydræmie und Anhydræmie. *Zeitschrift f. Biol.*, 1890, p. 259. *Versl...*, 1890, p. 364.

— Ueber der Einfluss der Athmung auf die Permeabilitæt der rothen Blutkœrperchen. *Zeitsch. f. Biol.*, XXVIII, p. 405-416.

— Ueber der Einfluss von Sæure und Alkali auf defibrinirtes Blut. *Arch. f. Anat. u. Physiol.*, 1892, p. 513. *Versl...*, 1892, p. 351.

— Ueber der Einfluss von Sæure und Alkali auf die lebendigen Blutkœrperchen. *Arch. f. Anat. u. Physiol.*, 1892, p. 155.

— Vergleichende Untersuchungen von arteriellen und venœsen Blute und über der bedeutenden Einfluss der Art des Defibrinirens auf die Resultate von Blutanalysen. *Arch. f. Anat. u. Physiol.*, 1893, p. 157.

— Untersuchungen über die Lymphbildung, in's besondere bei Muskelarbeit, *Zeitsch. f. Biol.*, 1893, p. 143. *Verhand. kon. Akad. v. Wetensch.*, 1893, n° 2.

HAMBURGER. — Hydrops von bakteriellen Ursprung. *Zeigler's Beitræge zur pathol. Anat. u. allgemeine Pathol.*, déc. 1893. *Verhand...*, 1893, n° 5.

— Sur une propriété nouvelle des globules rouges du sang. Isotonie et nutrition. *Revue générale des Sciences*, 30 janvier 1893.

— Différence entre la constitution du sang veineux et du sang artériel. *Archives de Physiologie*, 1893, p. 332.

— Die physiologische Kochsalzlœsung und die Volumbestimmung der kœrperliche Elemente in Blute. *Centralblatt f. Phys.*, VII, p. 161.

— Ueber den Einfluss von Sæure und Alkali auf die Permeabilitæt der lebendigen Blutkœrperchen, nabst einer Bemerkung über die Lebensfæhigkeit des defibrinirten Blutes. *Du Bois-Rymond's Arch.*, *Physiol. Abth.*, 1893, suppl., b., p. 153.

— Ueber die Bestimmung der osmotischen Tension ei weisshaltiger Flüssigkeiten durch Gefrierspunktserniedrigung. *Rec. Trav. Chim.*, VIII, p. 67.

— Die Volumbestimmung der kœrperlichen Elements im Blute und die physiol. Kochsalzlœsung. Antwort an Hernn Max Bleibtreu. *Centralbl. f. Physiol.*, 1894, VII, p. 161-165.

— Ueber die Bestimmung der osmotischen Spannkraft von physiologischen und pathologischen serœsen Flüssigkeiten mittelst Gefrierpunktserniedrigung. *Centralbl. f. Physiol.*, VII, p. 758.

— Détermination de la tension osmotique des liquides albumineux. *Revue de Médecine*, novembre 1895.

— Ueber die Regelung der osmotischen Spannkraft von Flüssigkeiten in Bauch- und Pericardialhœhle *Arch. f. Anat. u. Physiol.*, 1898, p. 281.

— Die osmotische Spannkraft des Blutserums in verschiedener Stadien der Verblutung. *Centralbl. f. Physiol.*, 1895, IX, p. 241.

— Zur Lehre der Lymphbildung. *Arch. f. Anat. u. Physiol.*, 1898, p. 350.

— Ein Apparat, welcher gestattet, die Gesetze von Filtration und Osmose strœmender Flüssigkeiten bei homogenen Membranen zu studiren. *Arch. f. Anat. u. Physiol.*, 1896, H-I.

— Nouvelle méthode pour savoir si le lait a été additionné d'eau. *Chemisches Centralblatt*, 19 août 1896.

— Étude sur la résorption des liquides dans la cavité abdominale et péricardique. *Revue de médecine*, 1896.

— Die Gefrierpunktserniedrigung der leckfarbenen Bluten und das Volumen der Blutkœrperchenschutten. *Arch. f. Anat. u. Physiol.*, 1897, V et VI, S. 486.

— Ein neues Verfahren zur Bestimmung der osmotischen Spannkratt des Blutserums. *Centralblatt für Physiol.*, 1897, p. 217.

— Die Blutkœrperchenmethode fur die Bestimmung des osmotischen Druckes von Lœsungen und für die Best. der Resistenzfæhigkeit der rothen Blurkœrperchen. *Arch. f. Anat. u. Physiol.*, 1897, S. 114.

— Ueber den Einfluss geringer quantitæten Sæure und Alkali auf das Volum der rothen und weissen Blutkœrperchen. *Arch. f. Anat. u. Physiol.*, 1898, p. 31.

— Ueber den Einfluss von Salzlœsungen auf das Volum thierischer Zellen. *Arch. f. Anat. u. Physiol.*, 1898, p. 317.

— Examen de l'urine par l'emploi combiné de la cryoscopie et de l'hématolyse. *Centralblatt. f. inn. Med.*, n° 12, 1900.

HAMBURGER. — Sur la résistance des globules rouges. *Journal de Physiologie et de Pathogénie générale*, nov. 1900.
G. HEDIN. — Ueber die Permeabilitæt der Blutkœrperchen. *Arch. f. die ges. Physiol.*, LXVIII, p. 229, 1897.
— Die osmotische Spannung des Blutes. *Skand. Arch. f. Physiol.*, V, S, p. 328, 1895.
— Ueber die Brauchbarkeit der Centrifugalkraft für quantitative Blutuntersuchungen. *Arch. f. die ges. Physiol.*, 1895, LX, p. 36.
HENNEGUY. — *Leçons sur la cellule*, p. 183.
HIRSCHMANN. — Ueber die Reizung motorischer Nerven durch Lœsungen von Neutralsalzen. *Arch. f. die ges. Physiol.*, XLIX, p. 301, 1891.
HOORWEGG. — Ueber die elektrische Nervenerregung. *Arch. f. die ges. Physiol.*, L, p. 87, 1892.
KEIM. — Recherches sur la cryoscopie du liquide amniotique. *Soc. d'obstétrique*, 17 janv. 1901. In *Presse Med.*, 30 janvier 1901.
KŒPPE. — Ueber den osmotischen Druck des Blutplasmas und die Bildung der Salzsæure im Magen. *Arch. f. die ges. Physiol.*, 1896, LXII, p. 567.
— Physiologische Kochsalzlœsung. Isotonie. Osmotischer Druck. *Arch. f. die ges. Physiol.*, 1897, LXV, p. 492.
— Der osmotische Druck als Ursache der Stoffaustauches zwischen rothen Blutkœrperchen und Salzlœsungen. *Arch. f. die ges. Physiol.*, 1897, LXVII, p. 189.
Von KORANYI (A.). — Ueber den Zusammenhang zwischen der Concentration und der Zusammenhangsetzung des Blutes. *Ungar. Arch. f. med.*, III, p. 584, 1894.
— Vizs gálatok a vizeletelválasztó rendszer müködésére vonatkozolag (Untersuchungen über die die Thætigkeit der harnbereitenden Organe). *Magyar orvosi Archivum*, III, 3, III, 6 juin 1894.
Von KORANYI et FISCH. — Zur Physiologie der Harnabsonderung. *Centralblatt für die med. Wissensch.*, n° 26, 1894.
Von KORANYI. — Zur Theorie der Harnabsonderung. *Centralbl. für. Physiol.*, 3 novembre 1894.
— A vizelet összetételét szabalyozó tényezökrol az éhezö ember vizeletének vizsgálata alapján (Ueber die Regelung der Harnbeschaffenheit auf Grund von Untersuchungen am hungerden Menschen). *Orvosi hetilap*, n°s 39-40, 1894.
— Uj modszer az incompensatio korai felismerésére és a sziv alkalmazkodási képességenek vizsagalatára szivbetegeknél. (Neue Methode zur Frühdiagnose der Incompensation und zur Untersuchung der Accomodationsfæhigkeit des Herzens bei Herzkranken.) *Orvosi hetilap*, n°s 1-2, 1894.
— Az izomnsemka befolyása a vizaletre stb. (Einfluss der Muskelarbeit auf die Harnsecretion.) *Magyar orvosi Arch.*, IV, 5, 1894.
— Untersuchungen zur Physiologie und Pathologie der Harnabsonderung. *Ungar. Arch. f. Medecin*, 1894.
— A vizelet és a vér éppés kòros sa jétságainak diagnostikai jelentöségéhez. Zur diagnostischen Bedeutung einiger pathologischer Eigenschaften des Blutes und des Harnes. *Orvosi hetilap*, 1896, mai.
— Autersuchungen über die osmotische Dinck vea shierischen Flüssgkeiten. *Zeit. für klin. Med.*, vol. 33 et 34, p. 1, 1898.
— De l'insuffisance rénale dans le cas d'intégrité de l'un des reins et du diagnostic de cet état morbide. *Pester. Med. Chirg. Presse*, n° 50, 51, 52, 1898.

Von KORANYI. — Du diagnostic des affections chirurgicales du rein. *Monatsberichte über die Krankheiten des Harn und Seswalapparats*, IV, p. 1, 1899.

— Ueber die Bedeutung der Kost bei der Diagnose der niereninsuffisanz auf grund der Gefrierpunktserniedrigung des Bhites. *Berliner klinische Wochenschrift*, XXXVI, n° 5, p. 97, 1899.

— Beiträge zur theorie und Therapie der niereninsufficienz unter besowerer Berücksichtigung des Wirkung des Curare bei derselben. *Berl. klin. Woch.*, 1899, n° 36.

KORANYI-SANDOR. — *Ar állati folyadékoh osmosis nyomá sának élettani viszoyaire és koros eltéréseire vonatkouó vizsgálatok*. Budapesth, 1896.

KOVACS. — Ar oxygen belégzésck hatásáról cyanosisnál (Ueber die Wirkung von Oxygen-Inhalationen bei der Cyanose). *Orvosi hetilap*, juin 1896.

— Az anámia befolzása a vese müködésére. *Orvosi hetilap*, 1896, n°s 29-31.

KOWALESKI. — Ueber die Wirkung der Salze auf die rothen Blutkœrperchen. *Centralb. f. d. med. Wiss.*, 1886, p. 881 et 1887, p. 385 et 401.

KRABBE. — Ueber den Einfluss der Temperatur auf die osmotischen Processe lebender Zellen. *Jahresber. wissensch. Bot.*, XXIX, p. 441, 1896.

KUMMEL. — *XIIIe Congrès international de médecine*, Paris, 1900. Section de chirurgie urinaire.

LAMBLING. — *Encyclopédie chimique* de FRÉMY. (Chimie physiologique.)

LANDOUZY et LÉON BERNARD. — La néphrite parenchymateuse chronique des tuberculeux. *Presse médicale*, 16 mars 1901.

LEATHES. — Some experiments on the exchange of fluid betwen the blood and tissues. *Journ. of Physiol.*, XIX, 1896, p. 1.

LEATHES et STARLING. — On the absorption of Salt Solutions from the Pleural Cavities. *Journ. of Physiol.*, mai 1895.

LEDUC. — *Comp. rend. Acad. des Sciences*, 1895.

LESNÉ. — Thèse de Paris.

LESNÉ et BOUSQUET. — Toxicité urinaire et isotonie, osmonocivité. *Presse médic.*, 26 mai 1900.

LESNÉ et RAVAUT. — Cryoscopie au cours des épanchements séro-fibrineux de la plèvre, 20 février 1901.

LESNÉ et P. MERKLEN. — Cryoscopie des urines dans la gastro-entérite des nourrissons. *Soc. Biol.*, 20 avril 1901.

LESPIEAU. — Sur la tension osmotique. *Conf. du laborat. Friedel*, 1889-1890.

LIMBECK (VON). — Ueber die Diuretische Wirkung der Salze. *Archiv f. exper. Pathol. u. Pharmakol.*, XXV, p. 69, 1889.

— Klinische Beobachtungen über die Resistenz der rothen Blutkörperchen und die Isotonieverhältnisse des Blutserums bei Krankheiten. *Prager med. Woch.* n° 28-29, 1890.

— Ueber die Art der Giftwirkung der chlorsakuren Salze. *Arch. für exper. Pathol. u. Pharm.* S. 39, 1890.

— *Ueber den Einflnss der respiratorishen Gaswechsels auf die rothen Bluthörperchen*, 1874.

LINDEMANN. — La concentration de l'urine et du sang dans les maladies des reins ; contribution à l'étude de l'urémie. *Deut. Archiv f. klin. Med.*, LXV, 1889.

LOEB (J.). — Beiträge zur Entwick lungsmechavick der aus einem Ei eltstehenden Doppelbindungen. *Arch. Entr. Mech.*, I, 453-472.

LOEB (J.). — Physiologische Untersuchungen über Ionenwirkungen. *Archiv f. die ges. Physiol.*, 1898, LXIX, p. 1 et 1898, LXXI, p. 457.

MALASSEZ. — Les premières recherches sur la résistance des globules rouges du sang. *Comp. rend. Soc. de Biol.*, 1895, p. 2.

— Sur les solutions salées dites physiologiques. *Comp. rend. Soc. de Biol.*, 1896, p. 504.

— Sur les prétendus liquides conservateurs ou fixateurs des globules rouges, et les erreurs qu'ils peuvent causer dans les mensurations et évaluations de volume de ces éléments. *Comp. rend. Soc. de Biol.*, 1896, p. 511.

— Sur l'altérabilité des globules rouges. *Comp. rend. Soc. de Biol.*, 1896, p. 1097.

— A propos de l'action des solutions salines sur les globules rouges. *Comp. rend. Soc. de Biol.*, 1897, p. 301.

MARAGLIANO. — Sulla resistenzia dei globuli rossi del sangue. *Communicazioni alla R. Accademia di Genova*, 1886-87.

MASSART. — Sensibilité et adaptation des organismes à la concentration des solutions salines. *Arch. de Biol.* (Genève), IX, p. 515, 1889.

— La pression osmotique et la physiologie de la cellule. *Rev. gén. des Sciences*, 15 février 1891.

MAUREL. — Action de l'eau distillée sur les éléments figurés du sang de lapin. *Comp. rend. Soc. de Biol.*, 1896, p. 910.

— Action du chlorure de sodium sur le sang de lapin. *Comp. rend. Soc. de Biol.*, 1897, p. 10.

— Action du chlorure de sodium sur le sang de l'homme. *Comp. rend. Soc. de Biol.*, 1897, p. 159.

— Conclusions générales sur l'action du chlorure de sodium. *Comp. rend. Soc. de Biol.*, 1897, p. 215.

MAYER. — Soif. *Soc. Biologique*, 1900, n° 7, n° 20.

— *Essai sur la soif.* Thèse Paris, 1900.

MAYET. — Sur quelques points relatifs aux injections intraveineuses. *Comptes rendus Soc. de Biol.*, 1896, p. 1024.

— Action du chlorure de sodium sur les hématies. *Comptes rendus Soc. de Biol.*, 1897, p. 253.

P. MERKLEN et CLAUDE. — Cinq cas d'albuminurie orthostatique avec examen cryoscopique des urines. *Soc. méd. des hôpitaux*, 27 juillet 1900.

G. MOSSO. — Alterazioni dei corpusculi rossi e coagulatione del sangue. *Atti della R. Accad. di Torino*, marzo.

OVERTON. — Ueber die osmotischen Eigenschaften der Zelle ihrer Bedeutung für die Toxikologie uud Pharmakologie. *Zeitsch. f. physik. Chemie*, XXII, 2, S. 189.

PFEFFER. — *Osmotische Untersuchungen.* Leipzig, 1877.

PICK. — *Deutsches Arch. f. klin. Medicin.*, 1900, 13, p. 32.

PICKERING. — Das krioskopische Verhalten schwacher Lœsung. *Berichte*, XXV, p. 1015, 1892.

— Die Gefrierspunkte von Natriumchloridlœsungen. *Berichte*, XXVI, 2, p. 1221, 1877.

PREOBRAJENSKI. — Les bases physiques du traitement antiparasitaire des plaies. *Annales de l'Institut Pasteur*, septembre 1897.

PONSOT. — *Comptes rendus Acad. des Sc.*, 1895-97.

PREOBRAJENSKI. — Sur la cryoscopie du lait et des liquides de l'organisme. *Bulletin Soc. Ch.*, 1897, p. 757.

POPOFF. — Zur Frage der Lymphbildung. *Centralbl. f. Physiol.*, IX, p. 52, 1895.

POSNER. — De la toxicité de l'urine. *Soc. médic. de Berlin* in *Semaine méd.*, 13 déc. 1899.

QUINTON. — Injections intra-veineuses d'eau de mer substituées aux injections de sérum artificiel. *Comptes rendus Soc. de Biol.*, 1897, p. 890.

— Injections comparatives d'urines toxiques. *Soc. Biol.*, 23 juin 1900.

— Toxicité urinaire et isotonie. *Soc. Biol.*, 9 juin 1900.

— Communications osmotiques chez l'invertébré marin normal entre le milieu intérieur et le milieu extérieur. *C. R.*, 26 nov. 1900.

— Perméabilité de la paroi extérieure de l'invertébré marin. *C. R.*, 3 déc. 1900.

RAOULT. — *Annales de Physique et de Chimie*. Lois de congélation des solutions, aqueuses des matières organiques, 5e série, XXVIII, p. 133, 1883.

— Lois générales de congélation des dissolvants, 6e série, II, p. 66, 1884.

— 6e série, IV, 1886, 6e série, VIII, 1885.

— *Comptes rendus Acad. des Sc.*, 1880-96.

— Sur les progrès de la cryoscopie. *Congrès de l'Assoc. française pour l'avancement des Sciences*, Grenoble, 1899.

RICHTER et ROTH. — Recherches expérimentales sur l'influence rénale. *Berlin. klin. Wochenschrift*, 24 et 31 juillet 1899.

RODIER. — Pression osmotique du sang chez les poissons sélaciens. *C. R.*, 10 déc. 1900.

RUDORFF. — *Poggend. Ann.*, CXIV, CXVI, 1862.

RUMPELL. — *Münchener med. Wochenschrift*, 5 février 1901.

SABANEJEFF. — Détermination de l'abaissement du point de congélation par l'albumine d'œuf. — *Chem. Centralbl.*, 1891 et 1893, II, p. 212.

SENATOR. — Weitere Beiträge zur Lehre vom osmotischen Durck thierischer Flüssigkeiten. — *Deutsche med. Wochenschrift*, 18 janv. 1900.

SOUQUES et BALTHAZARD. — La cryoscopie des urines de la polyurie nerveuse. *Congrès de Paris*, 1900, in *Bull. méd.*, 1900, n° 79.

STARLING et TUBLY. — *Journal of Physiol.*, XVI, 1894, p. 141.

STARLING. — On the absorption of fluids from the connective tissue spaces. *Journal of Physiol.*, XIX, p. 312, 1896.

— The influence of mechanical factors of lymph-production. *Journal of Physiol.*, XVI, p. 224.

— Glomeruli of the Kidney. *Journal of Physiology*, 1899, vol. XXIV, p. 317.

SZONTAG et O. WELLMANN. — Recherches sur la composition chimique du sérum normal de cheval et du sérum antidiphtérique. *Deuts. med. Woch.*, 7 juillet 1898.

TAMMANN. — Ueber das Verhalten beweglichen Bacterien in Lœsungen von Neutralsalzen. *Arch. f. Hygiene*, X, p. 89, 1890.

— Bemerkungen zu den Versuchen von *Nasse* über die Erhaltung der Reizbarkeit von Froschmuskeln in Salzlœsungen. *Arch. f. die ges. Physiol.*, 1891, S. 301.

— Die Thætigkeit der Nieren im Lichte der Theorie des osmotischen Druckes. *Zeitsch. f. physik. Chemie*, XX, 2e p., p. 180, 1896.

— Bemerkungen zu den Versuchen von Nasse über die Erhaltung der Reizbarkeit der Froschmuskeln in Salzlœsungen. *Zeitsch. f. physik. Chemie*, VIII, p. 685.

THÉAULON. — *Les conditions pathogéniques de l'œdème et sa physiologie pathologique.* Th. Lyon, 1896.
TRAUBE. — *Arch. f. Anat. und Physiol.*, 1897, p. 87.
— *Botak. Zeitung*, 1876, p. 56.
M. TSWETT. Études de physiologie cellulaire. *Arch. des Sciences physiques et naturelles* (Genève), 1896, II, p. 228, 338, 467, 565.
VAN T'HOFF. — *Zeitsch. f. physik. Chemie*, 1887, I, p. 481.
— La pression osmotique au point de vue physiologique, physique et chimique. *Revue gén. des Sc.*, 30 décembre 1893.
— Traité de chimie physique, 1899.
VAQUEZ. — Recherches sur l'hématolyse *in vitro. Comptes rendus Soc. de Biol.*, 1897, p. 990,
VAQUEZ et BOUSQUET. — De la tension osmotique du sang à l'état pathologique et des injections salées intra-vasculaires. *Presse médicale*, 4 février 1899.
— La pression osmotique chez les êtres vivants. *Presse médicale*, 5 avril 1899.
VICARELLI. — Sulla isotonia del saugue negli ultimi mesi della gravidanza, nel puerperio e nell' allattamento. *Rivista di Ostetricia e Ginecologia*, Torino 1891.
DE VRIÈS. — Sur la force osmotique des solutions diluées. *Comptes rendus Acad. des Sc.*, 83, 2, p. 1083.
— Eine Methode zur Analyse der Turgorkraft. *Pringsheim's Jahrb. f. wiss. Bot.*, 1884, XIV, p. 427.
— Isotonische Coefficienten einiger Salze. *Zeitschr. f. physik. Chemie*, III, p. 103. 1889.
— Osmotische Versuche mit lebenden Membranen. *Zeitschr. f. physik. Chemie*, II, p. 414, 1888.
WASSARD. — Ueber die Art der Gifliwirkung der chlorsæuren Salze. *Arch. f. exper. Pathol. u. Pharmakol.*, XXVI, p. 39, 1890.
WALDVOGEL. — Das Verhalten des Blutgefrierpunktes beim Typhus Abdominalis. *Deutsche med. Wochenschrift*, 1900, p. 735.
WIDAL, SICARD et RAVAUT. — Cryoscopie du liquide céphalo-rachidien. *Presse méd.*, 24 octobre 1900.
WINTER. — Lois de l'évolution des fonctions digestives. *Comp. rend. Acad. des Sciences*, 17 juillet 1893.
— Constance du point de congélation de quelques liquides de l'organisme. Application à l'analyse du lait. *Comp. rend. Acad. des Sc.*, 11 nov. 1895, p. 696.
— Température de congélation des liquides de l'organisme. Application à l'analyse du lait. *Bull. Soc. Chim.*, 1895, p. 1101.
— Concentration moléculaire des liquides de l'organisme. *Arch. de Physiol.*, 1896, p. 114.
— De l'équilibre moléculaire des humeurs. Rôle des chlorures. *Archiv. de Physiol.*, 1896, p. 287.
— De l'équilibre moléculaire des humeurs. Application à l'étude des limites du cycle digestif. *Arch. de Physiol.*, 1896, p. 297.
— De l'équilibre moléculaire des humeurs. Etude de la concentration des urines. Ses limites. *Arch. de Physiol.*, 1896, p. 529.
— Du point de congélation du lait. *Comp. rend. Acad. des Sciences*, 1896-2, p. 1298.

WINTER. — Du rôle des chlorures et des plasmas dans l'organisme. *Comp. rend. Soc. de Biol.*, 1896, p. 692.

— Observations concernant la température de congélation du lait. *Comp. rend. Acad. des Sciences*, 1897-1, p. 776.

— Sur le point de congélation du lait et quelques faits connexes. *Bull. Soc. Chim.*, 1897, p. 1999.

WLADIMIROFF. — Ueber das Verhalten beweglicher Bakterien in Lœsungen von Neutralsalzen. *Arch. für Hygiene*, 1891, S. 89.

ZANIER. — Ueber die osmotische Spannkraft der Cerebrospinalflüssigkeit. *Centralbl. f. Physiol.*, 1896, X, p. 353.

TABLE DES MATIÈRES

IMPRIMERIE A.-G. LEMALE, HAVRE

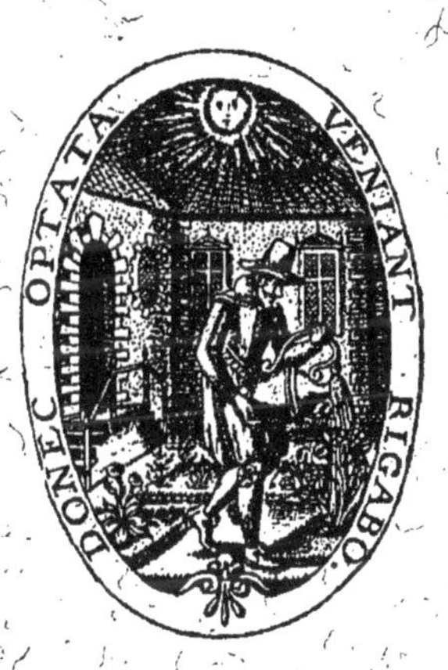

IMPRIMERIE A.-G. LEMALE. — HAVRE

www.ingramcontent.com/pod-product-compliance
Ingram Content Group UK Ltd.
Pitfield, Milton Keynes, MK11 3LW, UK
UKHW021047230726
13926UKWH00004B/1690

9 782013 604789